T0243786

Elige nutrirte

Marcos Bodoque

Elige nutrirte

Una guía consciente
para aprender a alimentarte
sin hacer dieta

Grijalbo

Papel certificado por el Forest Stewardship Council®

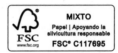

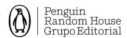

Primera edición: enero de 2024

© 2024, Marcos Bodoque
© 2024, Penguin Random House Grupo Editorial, S. A. U.
Travessera de Gràcia, 47-49. 08021 Barcelona
© 2024, Miquel Tejedo, por las imágenes de las pp. 65, 68, 92, 100, 142, 144 y 145

Printed in Spain – Impreso en España

ISBN: 978-84-253-6592-8
Depósito legal: B-19.411-2023

Compuesto en M. I. Maquetación, S. L.

Impreso en Rotativas de Estella, S. L.
Villatuerta (Navarra)

GR 6 5 9 2 8

A ti, por nunca dejar de intentarlo;
por no rendirte nunca

Índice

PRÓLOGO

Mi historia

Sería de mala educación por mi parte no presentarme. Más allá de mis títulos o mi formación, que poco dicen de mi persona, quiero que conozcas un poco mi historia; lo mínimo suficiente para que comprendas el valor de este libro que te dispones a leer. Si sabes que yo he estado ahí y ya no lo estoy, creerás que también puedes conseguirlo. Te verás reflejado en una persona real, con sus dificultades y sus procesos internos, y no seré un mero teórico de la salud. Por otro lado, creo que todo el conocimiento derivado de mi trayectoria personal y, a continuación, de toda la experiencia acumulada tras trabajar con personas con diferentes problemas metabólicos, como obesidad, diabetes o mala relación con la comida, o simplemente con personas que querían mejorar su alimentación o estado de salud general, tiene mucho más valor para ti que mis títulos o lo que he estudiado.

Sin más dilación, te resumo rápidamente dónde comienza mi historia, o al menos la parte relevante para ti y para este libro.

Era un chico de quince años recién cumplidos y me encontraba cursando 4.º de Educación Secundaria Obligatoria. De mis años de niñez y de esta primera adolescencia me recuerdo siendo un chaval con sobrepeso en los límites de la obesidad tipo 1, con cero autoestima, sin confianza en sí mismo, que se dejaba aplastar por los demás (bullying no muy fuerte, pero intermitente) y que trataba de complacer siempre al resto para merecer su aceptación. Al mismo tiempo, a partir de los trece o quince años se desarrolló en mí un sufrimiento existencial que me perseguía constantemente. Si era buena persona y era gracioso, ¿por qué no le gustaba a ninguna chica? Esa se convirtió en mi obsesión.

Harto de todo eso, concluí que el problema era mi exceso de peso, y al poco de haber comenzado el curso decidí que dejaría de ser gordo. ¿Qué hice? Dejar de comer tratando de que no se enterasen mis padres. Tras poco más de tres meses, y con dieciocho kilos menos, lo había conseguido. Al final de ese curso empecé a salir con la chica de la que estaba enamorado (volveremos aquí). Sin embargo, tuve que pagar un precio por esos tres meses y poco: el inicio de mis trastornos con la alimentación.

Después de eso pasé por un año y medio de transición; era una persona delgada y me lo empecé a creer. Sentía que mi metabolismo había cambiado y estaba orgulloso de no engordar comiera lo que comiese (jugaba al fútbol bastantes horas a la semana). Por entonces, en el recreo, tenía por costumbre comer todos los días paquetes de galletas y bollos; ultraprocesados con los que se siguió forjando mi mala relación con la comida. Solo concedía importancia a mi aspecto físico: mientras siguiese delgado, todo estaba bien. Me daban igual los problemas intestinales que ya empezaba a sufrir y las constantes flatulencias putrefactas que tenía a diario (creo que esto a mis compañeros de equipo les importaba un poco más).

Creía que fitness era salud

Tras esos dos años de transición decidí apuntarme al gimnasio con el objetivo de mejorar físicamente. Estaba muy delgado, pero seguía sintiéndome gordo. En el fondo, no había dejado de tener poquísima confianza en mí mismo. Y ahí fue cuando caí en las garras del fitness. Me refiero al promovido por los culturistas o las personas que entrenan como culturistas y que promulgan en la creencia popular cuál debe ser la manera de alimentarse y entrenar de una persona sana. Ese fitness nada tiene que ver con la salud. Y las personas que te lo venden, pese a su apariencia exterior, son la antítesis de la salud, sobre todo a nivel mental.

La cultura de gimnasio hizo que siguiese desarrollando mi obsesión por el físico. Entrenaba solo con ese objetivo y, como es natural, empecé a darle importancia a la alimentación para mejorar mis resultados.

La consecuencia fue convertirme en el prototipo de «persona fitness» que puebla los gimnasios: entre cinco y siete días de entrenamientos semanales de dos horas cada uno y trabajando dos grupos musculares por día hasta reventarlos. Por supuesto, las cinco o seis comidas al día, cargadas de carbohidratos, con su clásico *porridge* de avena o tortitas por las mañanas, su plato de pasta en la comida y de arroz en la cena. Además, claro está, de los snacks y batidos de proteína para no catabolizar (no perder músculo, en la jerga fitness).

Durante prácticamente cinco años mantuve este estilo de vida. En ese tiempo desarrollé dismorfia corporal (la incapacidad de ver la propia realidad ante el espejo, derivada de esa obsesión por el físico) y un tremendo grado de inflexibilidad con la dieta, que me llevaba a cancelar planes o a sufrir en eventos sociales. Cuando no ocurría esto, entraban en juego los atracones.

Mis problemas de relación con la comida

Volvamos a mi primera novia. Rompí con ella a los dieciocho años. Recuerda que en ese momento estaba obsesionado por el amor del sexo opuesto. La ruptura me destrozó emocionalmente. Tardé casi cuatro años en superarla. Sin duda fue el momento más determinante de mi vida.

Tenemos a alguien cuyos únicos ápices de autoestima dependen del amor de otra persona. Alguien dañado emocionalmente por el consumo constante de productos ultraprocesados (el factor más decisivo, en mi opinión, de una mala relación con la comida), que le había vuelto adicto a ellos. Es la receta perfecta para el trastorno de atracón, que fue la consecuencia natural de esa ruptura.

El enorme vacío emocional que me sobrevenía y que era incapaz de llenar, sumado a una adicción a estos productos, desencadenó poco a poco el trastorno por atracón. Si le sumamos que durante la semana seguía una dieta estricta, por mis objetivos físicos en el gimnasio, y que tenía elevados niveles de estrés, porque trabajaba y a la vez estudiaba en la universidad, el trastorno era inevitable. Las noches se convertían en el epicentro del caos.

Entre semana, fácilmente podía tener dos episodios de atracones en casa tras una «cena saludable». Y los fines de semana muchas veces consistían en atracones de viernes a domingo, tanto sociales como a solas en casa. Estos últimos eran bestiales. Pizzas, bote de helado de medio kilo, paquete de galletas, paquete de cereales y un litro de leche es una de las barbaridades que recuerdo.

¿Lo peor de estos atracones? La inmensa culpa y sensación de decepción y desprecio hacia mi persona que me sobrevenía después. Por supuesto, eso mostraba el famoso ciclo:

> Atracón > culpa > compensación > hambre > atracón...

Fueron entre cinco y seis años muy duros. Los dos últimos resultaron más llevaderos, pues sentía que asomaba poco a poco del abismo. Empecé a salir verdaderamente de ahí cuando superé mi relación de pareja. ¿Casualidad? No lo creo. La salud emocional es la base de todo, no lo olvides.

Mis problemas de relación con mi cuerpo

A causa del mundo del fitness, mi autoestima se basaba en cómo me veía físicamente. Y, como les ocurre a muchas personas que sufren las consecuencias de este estilo de vida, mi autoestima dependía de si había ido a entrenar o de si me había alimentado bien, una verdadera obsesión por el «cuidado» del cuerpo que dejaba totalmente de lado la salud mental.

Por otra parte, poco a poco dejé de ver la realidad en el espejo. Veía lo que esperaba ver. Si había tenido un atracón, si no había entrenado, o ambas, me veía fatal. Cuando llevaba tres días entrenando y «comiendo bien», me veía definido en el espejo. Los atracones, sumados a esta relación con mi cuerpo, me hacían sentirme como una mierda.

Era un infierno psicológico. Me comportaba como un esclavo de la comida y de la relación con mi cuerpo, me despreciaba y no avanzaba, pues estaba inmerso en un ciclo sin fin. El punto de inflexión llegó tras uno de mis bajones emocionales.

En vacaciones encadené casi quince días de autodestrucción, ese masoquismo tan común que se produce tras haber caído en los malos hábitos. Tenemos una tendencia inexplicable a castigarnos con más malos hábitos, algo así como si dijésemos: «¿Te sientes mal por haberla cagado? Pues ahora te sentirás mal con razón».

Fueron casi quince días de no salir a la calle, de jugar a videojuegos hasta las tres o las cinco de la mañana y engullir comida basura sin parar. Sentía tal resistencia a volver a mis hábitos... Porque esa es otra: cuando me alimentaba mal, me veía mal físicamente por esa dismorfia corporal y se me quitaban las ganas de entrenar. No quería verme mal entrenando. De esta manera retroalimentaba el círculo vicioso.

En uno de esos últimos días tuve un evento social que estuve a punto de cancelar, porque cuando me sentía mal conmigo mismo tendía a aislarme. Allí me encontré a un amigo al que hacía meses que no veía. Mi cara fue un cuadro cuando me dijo: «Qué bien te veo, tío. Vaya físico. Le estás dando en serio al gimnasio, ¿eh?».

Me rompió todos los esquemas mentales. En el momento en que, con diferencia, en peor estado físico me veía, me decían esto. Me hizo cuestionármelo todo y darme cuenta del problema que tenía.

Cómo salí de aquello

Con paciencia, en primer lugar, pero sobre todo con mucho trabajo introspectivo y de reflexión. La escritura personal y sincera me permitió remover los cimientos de mi pasado y tomar conciencia de estas cuestiones y de muchas otras que no te he contado. Fue «mi psicóloga» gracias a que tuve el valor de mirar cara a cara toda mi mierda; sin mentir; sin esconderme; enfrentándose a los aspectos más oscuros de mi persona, aquellos que avergonzarían a cualquiera.

Supuso un proceso brutal de autoconocimiento a todos los niveles, que requirió muchísima aceptación para trascender esas partes de mi pasado y convertirme en mejor persona. A partir de ahí me di cuenta de todos los patrones de comportamiento que gobernaban mi vida y que, desde luego, quería cambiar.

Me propuse transformarlos poco a poco, y a lo largo del camino descubrí muchos más aspectos de mi persona. El trayecto no estuvo exento de altibajos y recaídas, como cabe esperar de cualquier periodo de cambio.

Durante todo este proceso nació mi dolor, mi herida, lo que le dio un significado a mi vida. Desarrollé una grandísima curiosidad por todos los aspectos del ser humano y por todo lo relativo a la salud. En este libro trataré de sintetizar ese conocimiento adquirido con la experiencia y tras mucho estudio y trabajo real con personas para que te lleves un aprendizaje profundo. Espero que se quede grabado en ti para siempre y que haga de esta una vida mejor.

Qué es la alimentación consciente

La alimentación consciente es una nueva forma de entender la vida. Significa abandonar el concepto obsoleto y dañino de dieta, que ha demostrado fracasar de manera sistemática, y abrazar un nuevo estilo de vida, una relación totalmente distinta con la nutrición, con nuestro cuerpo y con el cuidado de nuestra salud.

Cuando llevas una alimentación consciente ya no comes platos, sino que te nutres; ya no ves alimentos ni calorías, sino que percibes los nutrientes que necesitan tus células para funcionar bien y, en consecuencia, que tú estés bien y tengas energía; ya no pesas la comida, sino que escuchas a tu cuerpo y él te dice lo que necesita, pues introduces con normalidad los alimentos que regulan adecuadamente tu hambre y saciedad.

Cuando llevas una alimentación consciente, dejas de sentir que sigues una dieta que te restringe alimentos. Sabes lo que te aporta cada uno y eliges libremente cuáles consumir en tu día a día, pues desde el amor propio decides cuidarte.

Cuando llevas una alimentación consciente, esta deja de suponer un estrés. Al saber qué debes aportarle a diario a tu cuerpo, adaptas la alimentación a tus horarios y necesidades, y no al revés. ¿Un día puedes hacer solo dos comidas? No hay problema, pues sabes qué incluir en ellas. ¿Has comido fuera? No hay de qué preocuparse, pues has sabido qué elegir en el restaurante, y también los nutrientes que te han faltado y que debes introducir en la cena. ¿No has podido cocinar? No pasa nada: eres capaz de prepararte una comida nutritiva y saludable en cinco minutos, pues tienes los recursos necesarios. Al liberar todo este espacio mental que ocupaba la comida, dejas hueco para que ocurran cosas bonitas en tu vida; dejas espacio a tu verdadero desarrollo como persona.

Cuando llevas una alimentación consciente, dejas de preocuparte por el peso. Empiezas a fijarte en tus niveles de energía en el día a día, en cómo son tus digestiones, en tu foco y concentración en el trabajo y el estudio, en cómo anda tu estado de ánimo... ¿Lo paradójico? Que, si esto mejora, el peso también, pero ya no le das tanta importancia, pues te has dado cuenta de que el objetivo es sentirte bien y ser feliz.

Cuando llevas una alimentación consciente, desaparece el hambre a todas horas y la ansiedad por la comida. Al tomar conciencia de cómo funciona tu cuerpo y qué necesitas aportarle en el día a día, se lo das sin culpa y, además, sintiéndote bien porque te estás nutriendo. En ese momento ocurre la magia: al darle a tu cuerpo lo que precisa, dejas de tener hambre a todas horas.

Cuando llevas una alimentación consciente, caes en la cuenta de todos los mitos que han rodeado la alimentación en los últimos sesenta años. También te conviertes en una persona imposible de manipular por las corrientes de nutrición que van apareciendo, que no son otra cosa que modas. Y no te dejas arrastrar por los intereses económicos de unos pocos a los que no les mueve que tengas salud, sino que pases por caja.

Cuando llevas una alimentación consciente, estás seguro de lo que comes, no hace falta que nadie te venda los beneficios de uno u otro tipo de alimentación. Has experimentado lo que te funciona y lo que te hace sentir bien y con energía. Cuando llevas una alimentación consciente, comienzas el camino de sanación en tu relación con la comida. Tomas conciencia de las razones por las que te alimentas; de los vacíos que tratas de tapar con la comida; de los alimentos que distorsionan tu hambre y saciedad, y que te hacen esclavo de la comida. Comienzas a disfrutar cuando eliges libremente ingerir alimentos menos saludables en días esporádicos, y desaparece la culpa, pues también eliges libremente no probarlos la mayor parte del tiempo. Por ese motivo, comprendes que tomarlos de manera esporádica no supondrá un daño para tu salud ni impedirá tu progreso.

Por último, cuando llevas una alimentación consciente dejas de obsesionarte por cada mínimo detalle de tu alimentación. Entiendes dónde debes colocar el 20 % de tus esfuerzos para obtener el 80 % de los resultados. Simplificas. Aprendes a dar relevancia a lo que importa de verdad. Dejas fuera el ruido. Aprendes a filtrar mejor la información y la gestionas de otra manera. Dejas, por ejemplo, de prestar atención al tipo de sartén en que cocinas si aún no consumes la suficiente cantidad diaria de proteína animal. Además, cobras conciencia de que la alimentación es solo una pequeña parte (aunque muy importante) del cuidado de la salud. Aprendes que necesitas nutrirte del sol, de la naturaleza y de tus relaciones personales. Aprendes a manejar mejor el estrés y priorizar tu descanso. Entiendes que sin moverte a diario y sin entrenar con intensidad dos o tres días a la semana no tendrás una buena salud. De esta manera, colocas la alimentación en su lugar y le das la importancia que se merece, ni más ni menos. Es decir, dejas de preocuparte por los pesticidas de las verduras si aún no entrenas la fuerza, pues sabes cuál de las dos cosas es mucho más importante para tu salud.

Este no es un libro científico, pero está basado en la ciencia

Este no es un libro científico según hoy lo entendemos. No pretendo justificarte cada afirmación con datos científicos. ¿Por qué? Porque no te quiero engañar. Hay información a favor y en contra de todo lo que te voy a decir. Cualquier autor puede justificar cualquier cosa escudándose en estudios científicos bajo el lema: «Lo dice la ciencia».

Existe un término muy conocido en la jerga inglesa, *cherry picking*, que hace referencia a justificar argumentos a partir de la elección de estudios que avalan tu tesis, mientras ignoras aquellos contrarios a tus proposiciones.

Por otro lado, la mayor parte de los estudios científicos del campo de la nutrición son epidemiológicos, observacionales y basan sus conclusiones en relaciones en vez de en causalidades; a su vez, los ensayos controlados aleatorizados suelen emplear una metodología de escasa validez y nada tienen que ver con las condiciones normales de vida. Además, muchos autores tergiversan la estadística para obtener los datos que les interesan. ¿Y qué hay de los metaanálisis y las revisiones sistemáticas? ¿No se supone que poseen el mayor nivel de fundamento científico? Pues sí; sin embargo, si basan sus conclusiones en el análisis de estudios de dudosa metodología, podemos usarlos de guía, pero no anteponerlos a lo que vemos día a día en consulta.

Y recurro a «la ciencia» para justificar esto que te he dicho.[1,2,3,4]

¿Lo que acabo de hacer me da la verdad absoluta? Ni de lejos. Pero es a lo que aspiran algunos de los llamados «libros científicos», donde todo está referenciado para que creas que lo que pone en ellos es cierto.

No toleramos la incertidumbre y por eso nos dejamos caer, desesperados, ante cualquier ápice de certeza que nos aportan. Con este escrito quiero despertar tu conciencia, ayudarte a que te conviertas en una persona crítica.

La verdadera ciencia se basa en cuestionar todo lo establecido y, sobre todo, en no negar la experiencia práctica y lo que ocurre en realidad, al contrario de lo que tendemos a hacer hoy en día. Te pongo un ejemplo concreto para que lo entiendas: sistemáticamente, en las personas con las que trabajo me encuentro con que una alimentación basada en plantas y cereales acaba generando problemas intestinales, y que una dieta basada en animales las ayuda a revertir o mejorar enormemente las patologías intestinales y autoinmunes. En cambio, la «ciencia» te dice que una dieta en plantas es mejor, sobre todo para la salud intestinal. Y otros estudios sostienen que la carne causa cáncer de colon. Tú decides dónde hay más verdad. Yo lo tengo claro.

La ciencia siempre va muchos años por detrás de los hechos y, además, hay infinidad de sucesos que nunca podrá explicar, pues no tenemos los instrumentos para analizarlos. Nunca sabremos, por ejemplo, cómo funciona el cerebro realmente. ¿Negamos entonces las cosas increíbles que lleva a cabo?

La ciencia debe ser, y lo es para mí, una herramienta más para acercarnos al conocimiento, no la única fuente de saber.

Entonces ¿por qué digo que este libro está basado en la ciencia? Porque sí que me baso en ramas fundacionales de la ciencia que ayudan a entender el funcionamiento del ser humano, tales como la fisiología y la bioquímica, y porque también aparecerán algunas referencias científicas relativas a ciertas cuestiones.

Volviendo a la alimentación consciente, aquí ya podemos encontrar una aplicación práctica:

No des más importancia a lo que dice un estudio científico que a lo que te indican las señales de tu cuerpo.

Mentalidad

Por si no te has dado cuenta, lo que has leído hasta aquí me ha servido para ir preparando tu mentalidad y que llegaras con el enfoque adecuado para recibir el verdadero contenido de este libro.

En mis años de experiencia trabajando con personas, me he dado cuenta de que, si no avanzan en sus objetivos, no es por falta de conocimiento, principalmente, sino por su mentalidad. Además, en muchas ocasiones no son conscientes de todas las creencias limitantes que no les dejan progresar.

Espero que lo que leas a continuación suponga un antes y un después para ti y te ayude a remover la conciencia para derribar todas las barreras que te separan de la situación que deseas.

Sé consciente de tu historia

Te he contado la mía. Es importante para que sepas quién soy, por qué estoy aquí y en qué sentido lo que te cuento puede ser relevante para ti. En mi caso, tomar conciencia de mi historia me aportó información muy reveladora de por qué era como era; me di cuenta de dónde venían mis patrones de conducta y así pude, en primer lugar, aceptarlos; luego, integrarlos en mí, y, por último, modificarlos.

Este apartado va de coger papel y boli, eso que no quieres hacer porque tienes miedo de mirar dentro de ti. Por eso es tan importante. El problema de muchas personas es que leen, pero luego nunca ponen en práctica lo que han leído, ni reflexionan (por escrito o no) sobre el contenido en relación con su situación. Te propongo que cojas una libreta y un boli, y que hagas estos deberes. Más vale leer este libro en dos meses, pero haberlo exprimido y trabajado, que leerlo en una o dos semanas y no acordarse de nada un mes después.

Primero echa una mirada al pasado en general, a los sucesos que te han marcado. A partir de ese conocimiento podrás explicar muchos acontecimientos posteriores y, así, entender aspectos de tu personalidad. Encontrarás un sentido a la pregunta: «¿Por qué soy como soy?». Muchos de esos sucesos han marcado tu vida emocional y, al no darles salida, han acabado manifestándose en tu relación con la comida.

En segundo lugar, echa una mirada al pasado para observar tu historia con la comida, desde el primer momento en que recuerdas que ocupó un espacio en tu mente como una preocupación o como algo que tenías en cuenta. Analiza cómo te hacían relacionarte tus padres con la comida, sus imposiciones y cómo eso dejó su huella en ti. Examina también las diferentes etapas para recordar cómo te alimentabas cuando eras pequeño, en la adolescencia o en tu vida adulta (en la universidad, al salir de casa de tus padres, en el inicio de tu vida laboral, en tus embarazos…). Esto puede ayudarte a explicar los problemas de salud y los síntomas que hayas experimentado o estés experimentando.

Una vez que tengas estas dos historias, la personal y la de tu relación con la comida, trata de juntarlas y darles una forma, un sentido, una coherencia que te haga entender por qué eres como eres y por qué te relacionas con la comida de la manera en que lo haces.

Sé consciente de tus sesgos y creencias limitantes

Todos los tenemos. Sin embargo, ahora vamos a centrarnos en ti, pues tus creencias y sesgos te impiden conseguir tus objetivos físicos y de salud. Te hacen actuar en la dirección equivocada. Eso explica que, pese a tu esfuerzo, no logres resultados.

Debes encarar este libro desde la siguiente presuposición: «Todo lo que creo sobre alimentación o salud podría ser erróneo». Yo siempre lo intento: cuando leo un libro con el que mis creencias rechinan, le doy un voto de confianza. De lo contrario, me pasaría la lectura buscando argumentos con los cuales refutar todo lo que me cuenta ese autor y no podría abrir la mente a otra realidad.

Por otro lado, lo más probable es que tus creencias sobre alimentación y salud provengan de las noticias de la televisión, de tu madre o de lo que te dice un señor con bata que lleva más de treinta años sin estudiar y a quien han instruido (no es culpa suya, sino de cómo está montado el sistema) en la distribución eficiente de medicamentos, en vez de en el verdadero cuidado de la salud: la prevención. ¿Crees que son fuentes fiables?

Te pongo un ejemplo sencillo. Llevas más de veinte años a dieta, comiendo poco y tratando de conseguir un déficit calórico, a la vez que evitas las grasas (sobre todo las saturadas), sin conseguir tu objetivo. Si fuésemos personas razonables, tras un tiempo así, y viendo que cada vez nos sentimos peor, con menos energía y con más ansiedad por la comida, desecharíamos ese enfoque y aplicaríamos algo diferente. Sin embargo, ahí están tus creencias, impidiéndote emprender ese cambio.

Si crees con total convicción que necesitas comer poco y evitar las grasas para perder peso, nunca se te pasará por la cabeza que hay otra posibilidad. Y la hay. De hecho, muchas personas empiezan a recuperar la salud al reintroducir las grasas saludables (inclusive las saturadas, con su colesterol) y al aumentar el aporte de energía en su alimentación. Para que veas, todo lo contrario.

Si hablamos de sesgos, aquí entra en juego otro aspecto fundamental, quizá uno de los que más nos lastran. En algún momento de nuestra vida, todos hemos introducido un cambio en la alimentación. Suele ocurrir que empezamos a practicar la nueva dieta de moda y que dicho cambio tiene un impacto positivo en nuestra salud y bienestar. Detrás de esta mejora siempre hay tres razones:

- El propio cambio. Al cuerpo, al principio, suelen sentarle bien los cambios.
- Todas las dietas tienen en común que eliminan aquellos alimentos que verdaderamente deterioran la salud, los más inflamatorios y los que más roban las energías.
- Durante este periodo empieza a ponerse conciencia en la alimentación, y esto la mejora automáticamente.

¿Qué es lo que ocurre entonces? Pues que pensamos que esa es la mejor alimentación posible. ¿Cómo no vamos a pensarlo si hemos mejorado con ella? Creer en nuestra experiencia personal es lo más humano que hay. Sin embargo, supone uno de los mayores sesgos en los que nos vemos inmersos. Y ocurre con todas las corrientes: keto o cetogénica, alimentación vegana o vegetariana, alimentación baja en carbohidratos, enfoque prometabólico, dieta carnívora, ayuno intermitente… Esto es algo que he aprendido con los años:

**Todas las dietas funcionan al principio,
y lo que te hace mejorar a corto plazo
no es necesariamente aquello que
promoverá tu salud a largo plazo.**

Si eres consciente de este sesgo, que probablemente hayas experimentado o incluso experimentes ahora mismo, tienes mucho ganado. Serás capaz de dejar de ignorar todas las señales y síntomas de tu cuerpo que te están diciendo: «Por ahí no es». Serás capaz de dejar tu orgullo a un lado para no seguir tratando tu corriente de alimentación como una religión.

Sé consciente de tus hábitos y costumbres

No somos lo que decimos. Tampoco somos lo que hacemos. Somos lo que decimos y hacemos repetidamente en el tiempo, es decir, nuestros hábitos.

Esto no solo va de cambiar tu alimentación, pues la alimentación es una pequeña parte del puzle de la salud. En realidad, va de cambiar los hábitos. Una alimentación distinta implantada en una persona que mantiene sus hábitos está abocada al fracaso. Será imposible de sostener. Esos hábitos son disparadores de comportamientos que van totalmente en contra de nuestros nuevos intereses.

Te pongo otro ejemplo. Una persona que deja de fumar no solo debe dejar de fumar. Al principio es posible que tenga que distanciarse de todas las situaciones que disparen el hábito de fumar. Si relaciona beberse una copa con fumar un cigarro, necesitará alejarse de la fiesta durante un buen tiempo para cambiar ese patrón inconsciente. Si todos sus amigos fuman constantemente a su alrededor, al principio tendrá que verlos menos o dejar de verlos, pues el impulso de fumar será brutal. Si relacionaba el beberse un café con fumar un cigarro, tendrá que empezar a sustituir ese hábito por otro; por ejemplo, tomar un café mientras lee un libro.

Lo que quiero que entiendas bien es que tienes un montón de hábitos y patrones de conducta que te llevarán de manera inevitable a alimentarte de forma nociva. Aquí te pongo un ejemplo directo de una persona con la que he trabajado y con una costumbre o patrón que no le dejaba progresar.

Esta persona, con total convicción, decidió introducir un cambio de hábitos en su alimentación. Y la verdad es que chapó: su entrega y su compromiso eran magníficos. Además, me explicaba que se sentía bien y estaba adaptándose a los cambios... hasta que llegaba el viernes. Desde hacía años, el ritual con su pareja era pedir comida a domicilio y ver películas y series de viernes a domingo. ¿Qué crees que ocurría los fines de semana? Pues lo inevitable. Recaía en los malos hábitos y el lunes amanecía con una sensación de frustración brutal al sentir que no estaba progresando y que seguía estancada.

¿Crees que el problema de esta persona era la alimentación? Para nada: me demostró durante semanas que podía hacer las cosas muy bien y sin sufrir en el proceso, que se sentía con energía y saciada a lo largo del día, y disfrutaba de lo que comía. El problema de esta persona era su pareja.

Su pareja no quería cambiar. Quería seguir con el mismo ritual de fin de semana de siempre. ¿Y qué podía hacer ella? ¿Obligarla? ¿Dejarla? Pues no, se adaptaba. Decía: «Bueno, que ella haga lo que quiera; yo voy a seguir con mi alimentación». Sin embargo, ese ritual de pareja era un disparador tan potente de los malos hábitos que aunque el viernes, con gran fuerza de voluntad, fuera capaz de comer algo diferente a lo que tomaba su compañera, el sábado caía.

¿La solución? Cambiar radicalmente de estilo de vida. La norma no puede ser encerrarse en casa tres días a ver series e ingerir comida basura. Esto puede ocurrir algún día, de manera puntual y sin un patrón establecido. Y en ese momento se disfruta. La norma debe ser salir más a la calle, a la naturaleza; incluir la actividad física y el ejercicio como una de las rutinas del fin de semana, y dedicar tiempo uno de los días a cocinar alimentos saludables.

Debes ser consciente de todos estos hábitos y costumbres:

- Tu tostadita con tomate diaria con tus compañeros en el descanso del trabajo.
- Tus cervecitas después del partido de pádel los lunes, miércoles y viernes (este último día no suelen ser solo cervecitas).
- Tu adicción por el café, que te lleva a tomarte cuatro o cinco tazas al día con leche y azúcar.

Para terminar, y para que veas lo curioso de estos patrones, te dejo una frase que me dijo el otro día una persona en nuestra sesión inicial: «Qué triste, ¿no? Que llegue el viernes y hagamos una cena normal en casa. No sé... Podríamos hacer algo más animado».

Desde mi punto de vista, si necesitas la comida para animar tu vida hay un problema más profundo. Por supuesto que nos puede animar o apetecer en cierto momento comer algo distinto, con un sabor más potente. Pero ¿necesitarlo para que uno de tus días no sea triste? Lo dejo ahí.

Esto es una maratón

Quiero que emprendas este cambio en tu alimentación y en tus hábitos de vida desde un enfoque adecuado, a largo plazo. No cambiarás en unos pocos meses lo que ha tardado diez o veinte años (o más) en establecerse, ya sean hábitos, problemas metabólicos como un estado de obesidad o diabetes, o problemas intestinales «crónicos». Ni siquiera, y aquí la dura verdad que muchos no se atreven a decirte, lo cambiarás en uno o dos años.

Si no empiezas aceptando esto, abandonarás muy pronto. Las expectativas nos matan. Exigimos a nuestro cuerpo que cambie rápido cuando lo hemos destruido lentamente mientras el pobre iba aguantando como podía. Y lo peor es que sentimos que es injusto: «Joder, llevo toda la vida haciendo dieta y no consigo nada. ¿Cómo quieres que piense en el largo plazo?».

Y te entiendo. Entiendo que te sientas así. El problema es que, aunque has estado veinte años esforzándote por estar bien, en realidad, con tantos ciclos de dietas y restricciones has dañado aún más tu metabolismo. Por ejemplo, cada ciclo de pérdida de peso abrupta con un periodo de rebote posterior deja tu metabolismo más descolocado, es decir, ya no responde a los cambios como debería responder o como lo haría el metabolismo de una persona sana. Por eso cada vez que tratas de perder peso de nuevo te cuesta más. El estrés que le has impuesto a tu organismo es brutal.

Toca volver al verdadero cuidado de tu cuerpo. Nada de matarlo de hambre y exigirle cambios. Toca empezar a aportarle con constancia todos los nutrientes y la energía que necesita. Con el tiempo, saldrá del estado de estrés crónico al que lo has sometido, recobrará la salud y te permitirá perder grasa (que no es lo mismo que peso) de manera saludable y sostenida en el tiempo, si eso es lo que quieres conseguir.

El problema es que ves la pérdida de grasa como un sufrimiento. Y es normal que la veas así, pero lo que te voy a proponer nada tiene que ver con sufrir, ya que, desde el principio, te hará sentirte bien y con energía. Ahora mismo estás pensando en dos años de sufrimiento continuado como los que has vivido, pero debes cambiar la perspectiva. Este proceso de pérdida de grasa puede ser bonito si lo enfocas con la mentalidad adecuada. Piensa que se acabó el sufrir y estresarse por la comida, el pasar hambre, el no tener energía. Así no se puede perder grasa. Quédate con esto:

Si cuando emprendes un cambio sientes que no podrás sostenerlo a largo plazo, no sigas con él. No es viable. Con el tiempo se volverá más difícil, no al revés.

Otra cosa diferente es pensar que no requiere esfuerzo. Por supuesto, cualquier cambio, y más uno de este estilo, exige un esfuerzo. Por ejemplo, cambiar tu tostada con mermelada por tres huevos puede ser todo un reto, pero no es un sufrimiento, pues hará que te sientas mejor. Además, con la información que te daré, tampoco será un suplicio dejar esa tostada; lo elegirás con total libertad.

PRIMERA PARTE

Introdúcete en la alimentación consciente

1

El concepto «dieta»

La palabra «dieta» ha hecho mucho daño en la mente de las personas. No el término en sí, sino la interpretación que le hemos dado, tan nociva que ya no merece la pena ni salvar la palabra. Muchas personas, al oír «dieta», sienten un escalofrío. Una sensación de tristeza las invade de golpe. Creo que la protocolarización de la nutrición ha tenido la culpa: «Te voy a mandar una dieta».

Aprovecharé para aportar mi opinión sobre la nutrición actual. En el fondo, es una crítica. El trabajo del nutricionista debería ser enseñarnos a comer, y eso nada tiene que ver con explicarnos cuáles son nuestras necesidades calóricas o de macronutrientes. Tampoco debería ser imponer dietas, sino enseñar la ideal para cada cual de forma flexible. A fin de cuentas, debería enseñar a dejar de necesitarlo cuanto antes. Y está claro que eso no interesa… Para mí, una dieta estricta solo tiene cabida en el caso de un deportista de alto rendimiento o como un abordaje médico para tratar una patología en un momento concreto. Solo al sentir esa urgencia uno es capaz de llevar una dieta tan estricta con buena predisposición y sin destruirse emocionalmente. Pero, claro, la medicina moderna tampoco se encarga de abordar de raíz las enfermedades, sino de dar medicamentos para paliar síntomas. Entonces, igual pido mucho, aunque esto es un tema para otro momento.

El fracaso de las dietas

Todas las dietas fracasan. Sistemáticamente. De eso no hay ninguna duda. En primer lugar, porque se centran en la teoría del balance energético, que comentaremos más adelante, pero sobre todo porque se basan en lo mismo: en la restricción de alimentos o grupos de alimentos. Dile a un ser humano que no puede hacer algo, y ese algo ocupará todo su pensamiento hasta su consecución.

Necesitamos ser flexibles para poder adaptarnos a un mundo en constante cambio. ¿Por qué crees que sufren tanto las personas rígidas y cuadriculadas (yo era una de ellas)? Si lo entendemos, desde ese preciso momento se vuelve un absurdo seguir una dieta rígida en un mundo que no para de cambiar. Cada día es diferente; constantemente sobrevienen imprevistos. Nuestras emociones cambian a diario; nuestra organización y planificación no es la mejor que digamos; nuestro cuerpo tiene unas necesidades distintas cada día (que tendemos a no escuchar). Por lo tanto, la dieta (el no poder seguirla) se convierte en una fuente inagotable de estrés y frustración. Y ya de por sí tenemos poco estrés... ¿Verdad?

Todas las dietas fracasan, aunque algunas, sin duda, sean mejores que otras, que resultan un completo disparate y un atentado para la salud. Todas. Veganas, cetogénicas, paleo, dieta de la zona, de la piña...

Espero que este libro consiga que nunca más tengas que seguir una dieta, pues solo podrías necesitarla si estuvieras muy mal de salud, y este libro también te evitará llegar a ese punto.

Tu dieta es todo lo que comes

Si hubiésemos entendido esto desde el principio, tal vez nuestra percepción de la palabra «dieta» habría cambiado, pero, como te digo, ya es tarde. Entonces, en vez de hablar de dieta, vamos a hablar de llevar una alimentación saludable, algo más cercano a una orientación para la vida.

En vez de decir «Estoy a dieta», con todo lo que eso implica mentalmente, dices: «Llevo una alimentación saludable». Suena mucho mejor, ¿verdad? Nadie en su sano juicio proclama orgulloso que no lleva una alimentación saludable. Además, al ser consciente de que lo haces te sientes bien contigo mismo. Sabes que te estás cuidando, y eso es bueno.

Sin embargo, aquí está de nuevo el aspecto clave, en cómo contextualizas esa frase. Se corre el riesgo de caer en el mismo sentimiento de la palabra «dieta». Si piensas que decir «Llevo una alimentación saludable» implica no poder comer nada que no sea saludable, nos encontramos ante el mismo dilema. Por tanto, quiero que entiendas que una alimentación saludable lo abarca todo, tanto cuando ingieres alimentos saludables como cuando no.

Ya te sientes más relajado, ¿verdad? Esto lo cambia todo. Puedes ser y sentirte una persona saludable aunque tomes alimentos insanos de vez en cuando. Sentir que sigues llevando una alimentación saludable cuando cenas una pizza el fin de semana (y con ello liberarte de mil culpas innecesarias que solo te hacen sentirte mal contigo mismo) ayuda, y mucho.

Ansiamos sentirnos congruentes. Pienso algo, digo lo mismo y actúo en consonancia. Cuando no somos congruentes nos creemos un fraude, una mentira. Por eso, si tu concepto de llevar una alimentación saludable implica no poder comer nada no saludable, pensarás que te estás fallando y, en consecuencia, te sentirás mal contigo mismo. No solo estarás comiendo alimentos nocivos para tu salud, sino que no los disfrutarás por tu percepción de lo que significa comerlos. Además, te pasarás varios días fustigándote y siendo infeliz. Mala empresa esta. Llevar una alimentación saludable debería permitirnos ser flexibles y no obsesionarnos por introducir alimentos insanos en un momento puntual.

Abraza un estilo de vida saludable

El concepto «llevar una alimentación saludable» me gusta mucho más. ¿No te sientes también tú más ágil ahora, como si te hubieras quitado un peso de encima? Al ser flexible mentalmente, puedes enfrentarte sin tanto sufrimiento a la incertidumbre constante del día a día.

Podríamos ligar este concepto con el de «estilo de vida saludable». ¿Por qué? Pues porque la clave para tener salud y conseguir tus objetivos físicos viene de aquí, de tener hábitos saludables y de llevar un estilo de vida saludable. Recuerda:

La alimentación es solo una pequeña parte de la ecuación de la salud.

De nuevo, cuando hablamos de llevar un estilo de vida saludable no debemos entenderlo como un compartimento estanco ni rígido, sino como algo que te permite ser y fluir. Ya no necesitas entrenar cinco o seis veces a la semana durante dos horas para sentir que tienes hábitos saludables. Con ir al gimnasio dos días a la semana y hacer dos entrenamientos intensos de cuarenta y cinco minutos puede ser suficiente. Algunas semanas harás más porque se darán mejor y te apetecerá, pero no sentirás una presión asfixiante desde que te levantas hasta que te acuestas, ni un estrés que te impide ser feliz.

Como puedes observar, la alimentación saludable (y consciente) va mucho más allá. Ya se empieza a apreciar su transversalidad. Cuando tu alimentación se transforma en algo consciente, tu vida se vuelve más consciente a todos los niveles. Se produce un cambio casi automático.

Al final del libro hablaremos de la otra alimentación consciente, que será vital para abrazar de verdad un estilo de vida saludable. Y es que ahí estará el objetivo, en conseguir cambiar tu identidad, la persona que eres (libreta: ¿realmente quieres cambiar?).

2

Descubre cuál es el verdadero objetivo de alimentarte

Hay un concepto que aparecerá varias veces a lo largo del libro y que, además, podemos aplicar a cualquier faceta de la vida:

Antes de añadir, sustrae lo que sobra.

Te ayudará a ver las cosas con más claridad y, por tanto, a comprender mejor. Así que por aquí vamos a empezar, por desentrañar cuáles no son los objetivos de alimentarse.

No comes para calmar el hambre

¿Ah, no? No. Que comas para calmar el hambre, aunque ni siquiera seas consciente de ello, no quiere decir que ese sea el objetivo de alimentarse. La vida de una persona media transcurre entre los periodos de tres horas que median entre calmar el hambre y tener hambre otra vez. Esos son los únicos momentos en que puede sacar algo de tiempo de calidad para centrarse en su vida. ¿Cómo no vamos a vivir estresados teniendo que parar cinco o seis veces al día para pensar en qué comer e invertir el tiempo en hacerlo?

Es imposible y, así, ocurre que no pensamos en lo que comemos ni mucho menos en para qué comemos. Bastante tenemos con esa fecha de entrega del proyecto que nos ha mandado el jefe para mañana a primera hora. Funcionamos en piloto automático:

> Hambre > Bajo a la cafetería o recurro a la primera máquina de comida que tengo cerca > Como cualquier cosa rápida, y a seguir.

De hecho, te contaré un secreto. Eso que sientes no es hambre. Nunca has sentido el hambre real. Es solo tu cerebro pidiéndote azúcar porque es dependiente de él o, simplemente, pidiéndote comida por costumbre a la misma hora de siempre porque has desregulado tus sensaciones de hambre y saciedad.

Eres esclavo de la comida, pero no te preocupes, porque en este libro te daré las herramientas para, aparte de reconocerlo, dejar de serlo.

El hambre es una señal del cuerpo que ha sido maleducada, tanto por nuestras costumbres como por el tipo de «alimentos» (más bien «comestibles», pues no deberían llamarse «alimentos») que consumimos hoy en día y que destrozan nuestros centros de placer (a nivel cerebral) y nuestras señales de saciedad.

El hambre real nada tiene que ver con esa hambre ansiosa, que te pone de mal humor y que te obliga a detener casi cualquier actividad para calmarla, pues es insoportable. Eso es hambre de carbohidratos o de azúcar, fruto de un metabolismo destruido por volverse dependiente de la glucosa. Más adelante hablaremos en profundidad de esto y de cómo recuperar las sensaciones naturales de hambre y saciedad. El hambre real es una señal totalmente distinta. Es como ese amigo que sabes que está ahí, que muestra interés en ti, pero no te presiona todo el rato para verte ni para que le escribas. Es una señal de tu cuerpo, que te dice algo así como: «Oye, tengo hambre. Si te va bien comer, hazlo ahora porque nos vienen bien los nutrientes y la energía de los alimentos. De todas formas, si no, no te preocupes; voy a estar media hora por aquí sin molestarte mucho y, si veo que no es buen momento para ti, me iré para aparecer más adelante».

Esta señal no genera ningún estrés en tu vida ni te paraliza, pues, aunque resulte ligeramente incómoda, puedes dejarla pasar sin ningún problema. Puedes seguir funcionando y haciendo con energía lo que hacías. Seguro que esto te suena a chino, ya que no lo has experimentado nunca.

Normalmente, esta señal tarda entre seis y nueve horas en llegar, dependiendo de lo que hayas comido. Se trata de un hambre calmada, que te permite parar y comer con tranquilidad, sin engullir.

Entonces, volvamos a nuestra sentencia inicial: no comes para calmar el hambre. Tienes que desligarte de esa creencia errónea de que el hambre es la necesidad imperiosa de ingerir cualquier comida para calmar esa sensación tan incómoda. Cuando tienes hambre, tu cuerpo no necesita energía. Me explico: la palabra «necesitar» significa no poder vivir sin ello y, no, no te pasará nada aunque sientas que se va a acabar el mundo. Eres capaz de ayunar varios días seguidos sin peligro; ¿crees que no puedes aguantar un rato más sin comer?

Si comes desde esta perspectiva, harás muchas elecciones nutricionales malas en tu día a día. Seguirás escogiendo alimentos que te aportan energía vacía, vacía de nutrientes (uy, esta palabra ya empieza a sonar mucho) y que te mantienen en ese ciclo constante de sentir hambre y calmar el hambre. Sigamos dilucidando de qué trata alimentarse.

Esto no va de recetas ni platos de comida, va de nutrientes

No, tampoco. Llevar una alimentación saludable no consiste en componer platos con alimentos saludables ni en hacer recetas con alimentos saludables.

**Llevar una alimentación saludable
es aportarle a tu cuerpo los nutrientes
y la energía que necesita en las cantidades
adecuadas, y de las fuentes adecuadas,
en el momento propicio.**

Aprenderás todo esto al detalle. De momento, simplemente describamos la situación.

De esta afirmación se deduce que, si una comida, plato o receta saludable no contiene lo que nuestro cuerpo necesita, no nos nutrirá o, al menos, no nos nutrirá lo suficiente. Por ende, por muy saludables que sean sus ingredientes, tu alimentación no lo será, pues, al fin y al cabo, no te acercará al objetivo último de la nutrición, que (sorpresa) es nutrirse. Es decir, que tu alimentación no dañe tu salud (a corto plazo) porque eliges alimentos saludables no quiere decir que promueva un buen estado de salud o, lo que es lo mismo, que sea saludable.

Si la alimentación va de nutrirse, debemos aportar la máxima cantidad de nutrientes al alimentarnos. Y de esto podemos concluir que debes ser consciente de todos y cada uno de los nutrientes que contienen los alimentos de tu plato (alimentación consciente) para saber si estás alimentándote bien en relación con tus necesidades del momento. Voy a ponerte un ejemplo con preguntas abiertas para hacerte reflexionar y que entreveas de qué va todo esto. Tomemos un plato tradicional, como patatas guisadas con carne:

- ¿Son saludables sus ingredientes?
- ¿Qué nutrientes contienen?
- ¿Son saludables en tu contexto metabólico actual?
- ¿Qué comiste antes o qué comerás después para saber si estás eligiendo la comida adecuada?
- ¿Qué efectos producirán esos alimentos en tu organismo?
- ¿Qué actividad te propones desempeñar después de comerlos o qué actividad has realizado antes?

Posiblemente estas preguntas te agobien ahora mismo. Pensarás que esto es muy complejo; eso es que estoy haciendo las cosas bien. Este libro pretende cambiarte la vida, por eso es bueno que te sobrecoja a veces. Tranquilo. Podrás responder perfectamente a estas preguntas más adelante.

Del disfrute del paladar al disfrute por el cuidado de la salud

Seguimos acercándonos a una visión más consciente de lo que es una alimentación saludable. Vengo a derribar otra creencia popular, generalmente inconsciente, pues, aunque nadie se ha parado a decirse «Como por placer», la mayor parte de las personas sí actúan siguiendo esa directriz. Por eso:

- Cuando las invitas a desayunar algo que no está repleto de sabores dulces, te dicen: «Uf, a mí es que eso por la mañana no me entra».

- Cuando les dices que coman un alimento todos los días, te dicen: «Es que me aburro de comer siempre lo mismo».

- Cuando llega el fin de semana, si están en casa te dicen: «No, hombre, ¿cómo voy a comer lo mismo que un día de entre semana? Qué rollo».

¿Te sientes identificado? ¿Has estado ahí? Estas respuestas denotan una clara incomprensión de los objetivos de la nutrición; manifiestan una personalidad dominada por los impulsos y la búsqueda del placer.

¿Qué te hace pensar que el objetivo de la comida debe ser aportarte placer? Que comer sea placentero no quiere decir que ese sea su fin último. ¿Acaso el único objetivo del sexo es el placer? Y, qué casualidad, las personas que solo comen por placer acaban enfermas y esclavas de la comida, tratando de llenar un vacío que nunca se llena.

¿Qué clase de persona quieres ser? ¿Quieres ser una persona dominada por los placeres y los impulsos? Ten muy claro que tus acciones, y no lo que crees que eres, determinan quién eres como persona.

Y, oye, no hablo de que no se pueda perseguir en ningún momento ese placer más hedónico con la comida. Nada de eso. Se trata de que ese placer hedónico no domine nuestra nutrición.

Por otro lado, la búsqueda constante de este disfrute del paladar a través de alimentos altamente palatables (con sabores muy intensos creados de manera artificial) nos impide disfrutar de muchos sabores; nos ha desregulado el sentido del gusto, de modo que, si no notamos potencia, nos aburrimos o no nos gustan.

Es mejor orientar nuestra nutrición a la búsqueda del autocuidado, del amor propio. Me alimento buscando aquellos alimentos que más me nutren y, así, me demuestro que me importo y que me quiero. Percibo que me cuido y me siento bien conmigo mismo por ello. Al poner conciencia sobre este aspecto se produce un cambio trascendental. De repente, dejas de relacionar el placer que te aportan ciertos alimentos con el disfrute. Das más importancia a cómo esos alimentos te puedan acercar o alejar de un estado de salud óptima, y empiezas a sentir disfrute con tu alimentación cuando percibes que ejerces un acto de autocuidado con ella.

Para que te hagas una idea, cuando me siento ante un plato lleno de nutrientes, me digo algo así como: «Joder, qué gran cantidad de nutrientes estoy aportando. Le estoy dando a mi cuerpo lo que necesita para hacerme sentir bien, tener energía y permitirme desarrollarme como persona». Eso es lo que quiero que consigas dentro de poco. Te sentirás increíblemente bien contigo mismo.

Lo paradójico de este cambio de perspectiva es que empiezas a disfrutar mucho más aun cuando comes alimentos menos saludables, pero que nutren ese placer hedónico o ese disfrute del paladar. Lo haces con total conciencia y, sobre todo, sin culpa, pues tienes la mente tranquila sabiendo que te cuidas el 90 % del tiempo. Además, al tener el sentido del gusto regulado, sientes incluso con más intensidad esos alimentos. Son todo ventajas.

Avanza del disfrute del paladar al disfrute por el cuidado de la salud.

Nutre tus células y tus bichitos

Nuestra salud depende de la salud de cada una de nuestras células. Esto es cierto y es lo que habríamos dicho hace años. Sin embargo, ahora se queda corto. Nuestra salud depende de la salud de cada una de nuestras células y de la correcta interrelación entre estas y todos los bichitos que habitan en nosotros. Esos bichitos tienen un nombre muy popular ahora: la microbiota.

También podríamos ser más específicos y decir que de la salud del intestino depende la salud de nuestro organismo. Es algo muy cierto. Se ha visto que es mejor una buena digestión de alimentos poco saludables (porque tenemos un buen estado de salud intestinal) que una mala digestión o digestión incompleta de alimentos saludables (ocurre cuando ya hemos perdido la salud intestinal).

Por lo tanto, cuando te alimentes debes pensar en primer lugar en tus células. ¿Les estoy aportando lo que necesitan para sobrevivir y prosperar? Es una diferencia muy importante, pues muchos tipos de alimentación te proporcionan lo suficiente para sobrevivir, pero no para prosperar. Es decir, no permiten que te desarrolles completamente como ser humano ni que tengas toda la vitalidad posible.

Dentro de nada podrás responder a esa pregunta. Te pongo otra metáfora para que lo entiendas: la calidad de una sociedad depende de la calidad de cada uno de los individuos de esa sociedad. Siempre ocurre que el todo depende de las partes. En el organismo no es diferente. Tu organismo como un todo depende de cada una de sus partes, las células.

Por otro lado, ahora cuando te alimentes deberás pensar también en lo siguiente: ¿estoy favoreciendo una buena salud intestinal a través de la correcta regulación y la diversidad de mi microbiota? Vamos a abordar ligeramente la microbiota intestinal, aunque no es el objetivo de este libro; ya que la hemos mencionado, no quiero dejarte sin un poco de información al respecto.

El concepto «microbiota» se ha dotado de mucho misticismo, hasta el punto de que, como siempre, ha dejado de primar el sentido común. Parece que, si no haces un máster sobre ella, no eres capaz de cuidar tu salud intestinal. La realidad es que cuidarla es muy sencillo y redundante. ¿A qué me refiero? A que las acciones que te hacen estar sano también promueven una microbiota saludable; no es que debas hacer cosas especiales para cuidarla.

Verás, si aportas a tu cuerpo los alimentos que proporcionan a tus células los nutrientes y la energía que necesitan, tu microbiota también será saludable, siempre y cuando se cumplan otras condiciones favorables, como el suficiente movimiento diario, la ausencia de unos niveles de estrés crónicamente elevados, la exposición al sol, el contacto con la naturaleza, el entrenamiento, el descanso...

No tienes una microbiota saludable por comer fibra, sino a base de comer lo que necesitas en las proporciones adecuadas: proteínas, grasas, carbohidratos, fibra... Si tus digestiones son buenas y no sufres de problemas intestinales en tu día a día, puedes estar tranquilo: tienes una microbiota saludable.

Su cuidado puede complicarse un poco cuando partimos de problemas establecidos (falta de acidez, mala alimentación crónica, toma repetida de antibióticos...); ahí es donde igual necesitamos un poco de ayuda de un experto en la materia. Ahí quizá te haga falta algún probiótico y, a lo mejor, una alimentación más específica. Ahora bien, muchas veces con el simple hecho de volver a instaurar una alimentación saludable se recuperan con el tiempo la salud intestinal y el equilibrio de la microbiota.

Entonces, tienes a tu disposición un gran poder que requiere una gran responsabilidad. A tu cargo hay miles de millones de células y de microorganismos que alimentar. Si colaboras con ellos la mayor parte del tiempo, pensarán que las condiciones de vida dentro de tu cuerpo merecen la pena y se pondrán de tu parte. Si te vuelves un gobernador tirano, se sublevarán y te harán la vida imposible. No seas egoísta: no pienses solo en el corto plazo cuando comes.

3

Los principales mitos que no te dejan cuidarte

Como ocurre con todos los campos del saber, la alimentación y la nutrición están rodeadas de mitos. Algunos se transmiten de padres a hijos, pero la mayoría provienen de las noticias y la prensa popular, medios de desinformación comprados por las industrias farmacéutica y alimentaria.

Como comprenderás, sus intereses, meramente económicos, no van de la mano de tu salud. Si no comieras los alimentos que te enferman, la industria alimentaria moriría. Y, si no enfermaras, la industria farmacéutica no tendría pacientes crónicos a los que vender sus medicamentos. Estos no curan; simplemente te liberan de los síntomas mientras aparecen otros problemas de salud que, a su vez, se tratan con otros medicamentos. ¿Qué más se puede pedir? Te voy a poner dos ejemplos:

- ¿Por qué te crees que no se promociona muchísimo más la vitamina D, con todos los beneficios que aporta? Porque es muy barata de producir y no pueden patentarla; es una vitamina.

- ¿Por qué hay una campaña de difamación tan fuerte contra el ayuno? Porque no comer no les da dinero y, además, en muchas ocasiones cura.

Hay mitos más dañinos que otros, eso está claro. Es imposible cubrirlos todos. Aquí trataré de abordar los que más te impiden acercarte a la verdadera salud a través de una alimentación saludable.

Las grasas

La creencia popular es la siguiente:

- «Comer grasa te hace ganar grasa».
- «Las grasas saturadas no son saludables y taponan las arterias».
- «El colesterol es peligroso y hay que reducirlo a toda costa».
- «Es malo comer más de tres o cuatro huevos a la semana».

Vamos a derribar estos mitos. Las grasas no se almacenan directamente como grasa al consumirlas. Las grasas saturadas son buenas y necesarias para tu salud. El colesterol es una molécula esencial para la vida y para el funcionamiento de todo tu organismo. Y los huevos son uno de los alimentos más importantes y, además, mejoran tu perfil lipídico (lo que no significa que bajen tus niveles de colesterol).[5,6,7,8,9]

Comer grasa no te hace ganar grasa

Con este apartado me he propuesto que deje de darte miedo consumir grasa. De hecho, debería darte miedo no consumir la suficiente cantidad de grasas saludables. Quiero que quede claro que cuando ingieres grasa no almacenas grasa. En realidad, puede ocurrir lo contrario.

Si nunca consumes grasa (o la consumes en muy poca cantidad), y en vez de eso aportas constantemente hidratos de carbono (glucosa) a tu organismo, este se especializará de forma progresiva en la quema de glucosa (un combustible más rápido de quemar) y dejará de lado la quema de grasa (un combustible más lento pero más eficiente).

Es simple: lo que no usas acaba por dejar de funcionar. Lo entendemos muy bien cuando se trata de un coche, pero si hablamos de nuestro organismo nos cuesta más. Cuando tu cuerpo deja de utilizar la grasa como fuente de energía (desaprende; se hace vago), dejas de ser flexible metabólicamente. De este concepto tan importante hablaremos también más adelante.

Al dejar de ser flexible metabólicamente ocurre una situación paradójica (y frustrante para muchas personas). Da igual la cantidad de grasa que hayas almacenado en tu cuerpo; da igual que tengas obesidad y un perímetro abdominal considerable; da igual, incluso, que comas muy poquito con el objetivo de perder grasa: si tu cuerpo no sabe acceder a la grasa almacenada de manera eficiente, apenas perderás grasa. Perderás, sobre todo, músculo y líquido.

Este es el motivo por el que comer menos y hacer más ejercicio no funciona para perder peso (más allá de los primeros días). Y este es el motivo por el que no comer grasa por miedo a engordar es un grave error.

La grasa es mucho más que energía. Es un componente estructural de nuestro cuerpo (cerebro, nervios, membranas celulares); es el medio de absorción de las vitaminas liposolubles A, D, E y K, vitales para el funcionamiento de tu cuerpo; es el sustrato de gran parte del sistema hormonal que permite que estés bien regulado (colesterol), y muchas más cosas. Así pues, antes que utilizarse como fuente de energía, la grasa tiene muchas otras funciones. Las grasas son SALUD.

Las grasas saturadas

Las grasas saturadas han tenido incluso peor prensa que las grasas en general. La mayor parte de las grasas saturadas provienen de alimentos de origen animal, como la carne, los huevos o los lácteos, y son las que contienen el colesterol (ahora hablaremos de ello), pero también están presentes en alimentos de origen vegetal, como el aceite de coco o el cacao.

Estas grasas son totalmente saludables. El problema no es la mantequilla; es que la mezclamos con pan (un pan de la peor calidad, por cierto). Las grasas saturadas conforman el 50 % de las membranas celulares. Es lo que les aporta estabilidad.

A menos que seas una persona con hipercolesterolemia familiar, deben ser un componente importante de tu alimentación. Incluso si lo eres, tampoco hay consenso sobre si el consumo de grasas saturadas constituye realmente un problema, pero por precaución se recomienda reducirlas.[10]

La importancia de las grasas saturadas

- Las membranas celulares requieren un 50 % de grasa saturada para funcionar adecuadamente, es decir, para ser parcialmente hidrofóbicas y permitir el intercambio celular.

- El corazón prefiere dos tipos de grasas saturadas de cadena larga como fuente de energía por encima de los carbohidratos.
- Los huesos necesitan grasas saturadas para absorber el calcio de manera adecuada.
- Protegen el hígado de los efectos adversos del alcohol y de ciertos medicamentos.
- El surfactante pulmonar, que previene el asma y otros problemas respiratorios, está compuesto por completo por ácido palmítico, una grasa saturada.
- Funcionan como señalizadoras para la producción de diferentes hormonas.
- Desempeñan un papel importante en el sistema inmunitario:
  a) Mejoran la función de los glóbulos blancos para luchar contra bacterias, virus, hongos y células tumorales.
  b) Los ácidos grasos saturados de cadena media (ácido láurico 12-C y ácido mirístico 14-C) matan bacterias perjudiciales y a la cándida en el intestino.
- Señalizan la saciedad, pues son el combustible favorito de nuestras células.

El colesterol

Desde hace mucho tiempo está demostrado que el colesterol que contienen los alimentos no aumenta los niveles de colesterol en sangre.[11] Es una molécula esencial para la vida, para formar la mayor parte de las hormonas y para garantizar la salud. Es tan importante que, aunque no lo consumas, tu cuerpo lo fabricará igual, aunque será de peor calidad, y aquí está la clave: tendrá más riesgo de oxidarse en el proceso (el colesterol oxidado es el peligroso) y, además, a tu organismo le supondrá un estrés y un consumo de recursos que podrían utilizarse para otros fines.

Un dato curioso: ¿sabes quiénes son las personas con niveles de colesterol más altos en sangre? Las personas con anorexia. ¡QUE NO COMEN! Esto es para que empieces a replantearte cosas.

Si te han hecho estudios para determinar tus niveles de colesterol, es probable que te hayan agrupado la HDL (lipoproteína de alta densidad) y la LDL (lipoproteína de baja densidad) en categorías distintas: una «buena» y otra «mala». Sin embargo, al contrario de lo que puedas pensar, no son dos tipos de colesterol. La HDL y la LDL reflejan dos contenedores distintos para el colesterol y las grasas, cada uno de los cuales cumple una función diferente en el cuerpo.

El colesterol —independientemente del tipo— no es tan terrible como te han hecho creer. Algunos de los estudios recientes más notables sobre su valor biológico —sobre todo para la salud cerebral— nos dan la pauta de cómo encajan las piezas de este rompecabezas y cuentan una historia coherente.[12,13,14] Hace poco, la ciencia descubrió que los cerebros enfermos tenían fuertes deficiencias tanto de grasa como de colesterol, y que los niveles totales de colesterol en la vejez se asociaban con una mayor longevidad. El cerebro solo contiene el 2 % de nuestra masa corporal, pero posee hasta el 25 % del colesterol total, que sirve de apoyo a la función y el desarrollo cerebrales. Eso quiere decir que una quinta parte del cerebro está compuesta de colesterol. Este forma membranas que rodean las células y permite que sigan siendo permeables, de modo que tanto dentro como fuera de ellas ocurran distintas reacciones químicas.

Asimismo, el colesterol sirve como un poderoso antioxidante que protege el cerebro de los efectos dañinos de los radicales libres. Es precursor de las hormonas esteroideas, como el estrógeno y la testosterona, así como de la vitamina D. Esta también constituye un poderoso antiinflamatorio y ayuda a eliminar agentes infecciosos que podrían causar enfermedades graves. En realidad, no es una vitamina, sino que actúa más bien como esteroide u hormona. Dado que está formada directamente por colesterol, no te sorprenderá saber que la gente que padece ciertas enfermedades neurodegenerativas, como párkinson, alzhéimer y esclerosis múltiple, presenta niveles bajos de vitamina D.

Más allá del cerebro, el colesterol desempeña otros papeles vitales en la salud y la fisiología humanas. Las sales biliares que secreta la vesícula, indispensables para la digestión de las grasas y, por lo tanto, para la absorción de las vitaminas solubles en grasa, como la A, D, E y K, están hechas de colesterol. Tener niveles bajos de colesterol pone en peligro la capacidad para digerir las grasas e implica un riesgo para el equilibrio de electrolitos, que el colesterol ayuda a controlar. De hecho, el cuerpo considera el colesterol un colaborador tan importante que cada célula es capaz de formarse su propia reserva.

¿Qué significa todo esto en lo relativo a las recomendaciones alimentarias? Durante años nos han dicho que nos centremos en consumir alimentos bajos en colesterol, pero resulta que la comida rica en colesterol, como los huevos, es de vital importancia para la salud de nuestro cerebro y del resto del organismo. Llevamos más de dos millones de años consumiendo comida rica en colesterol y, como ahora se sabe, los verdaderos culpables del deterioro de la función cerebral y de la salud cardiovascular son los alimentos con un índice glucémico alto, es decir, altos en carbohidratos (consumidos de manera crónica).

La proteína animal y la carne roja

La proteína animal, y en concreto la carne roja, es esencial para tu salud. Al contrario de lo que seguramente crees, no causa enfermedades cardiovasculares ni mucho menos cáncer de colon. También es superior nutricionalmente a la proteína vegetal.

Es posible que esta afirmación te choque. Sin embargo, te pido, por favor, que abras la mente y te dejes sorprender por lo que voy a contarte.

Proteína animal *vs.* proteína vegetal

Últimamente (escribo esto en marzo de 2023), y no tan últimamente, los medios de comunicación nos bombardean con propaganda vegana. Y sí, es propaganda, pues tiene una finalidad muy clara: hacer creer que una alimentación vegana es más saludable y sostenible para el medio ambiente.

Ahora todo lo vegetal es mejor que lo animal. Cualquier persona con un poquito de sentido común y unos conocimientos mínimos de historia o antropología sabría que hemos evolucionado gracias a los alimentos de origen animal.[15, 16, 17] Para llegar hasta aquí hemos tenido que pasar varios periodos de glaciaciones en los cuales los alimentos de origen vegetal eran prácticamente inexistentes, periodos en los que no disponíamos siquiera de fuego, que es lo que nos permite extraer algún nutriente de alimentos como el trigo o las legumbres. Mucha suerte si te alimentas de lentejas o trigo sin cocinar… Sin embargo, quieren hacernos creer que comer esto es lo más saludable, mucho más que la proteína animal con la que hemos convivido siempre (no solo desde hace diez mil años, como es el caso de las legumbres y el trigo) y cuyo consumo en crudo nos ha permitido llegar hasta aquí.

Como decía el «bueno» de Joseph Goebbels, jefe de propaganda del Tercer Reich bajo las filas del también «bueno» Adolf Hitler: «Una mentira repetida mil veces se convierte en una verdad».

Ahora se supone que la proteína de origen vegetal de las legumbres o de la quinoa es la mejor y la más saludable. Curioso que todas las tablas nutricionales, al ordenar las proteínas según el valor biológico y la digestibilidad, coloquen encima de todo, y a años luz, las fuentes de proteína de origen animal.[18]

El valor biológico de una proteína depende de la composición de aminoácidos y de sus proporciones, y es máximo cuando estas son las necesarias para satisfacer las demandas de nitrógeno para el crecimiento, la síntesis y la reparación tisular. Traducido al castellano: las mejores proteínas son las que tienen la mayor cantidad, calidad y proporción de los aminoácidos esenciales que necesita nuestro cuerpo. La digestibilidad hace referencia al grado de absorción de dichas proteínas. Lo interesante es que, a mayor absorción, menos síntomas negativos a nivel intestinal (menos pesadez, inflamación, tiempo de digestión…).

Una imagen vale más que mil palabras, así que observa los gráficos de la página siguiente. La barra clara representa a la digestibilidad sobre 100, mientras que la oscura muestra el valor biológico. Una diferencia del 25 % en este aspecto, que es lo que se aprecia en la mejor de las comparaciones, supone una diferencia brutal para tu organismo.

Pero dará igual, pues los medios, nutricionistas y médicos alineados con el mensaje establecido han revestido las legumbres de propiedades mágicas y, como siempre, se han escudado en estudios epidemiológicos para demostrar, «según la ciencia», que comer legumbres es más saludable que tomar carne, la cual, «según la ciencia» de nuevo y según otros estudios de dudosa calidad, causa cáncer y enfermedades cardiovasculares…

Tablas sobre el valor biológico y la digestibilidad de la proteína [18]

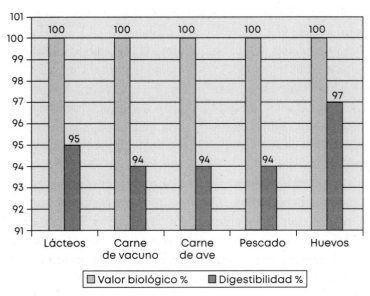

Valor biológico y digestibilidad de la proteína en alimentos de origen animal.

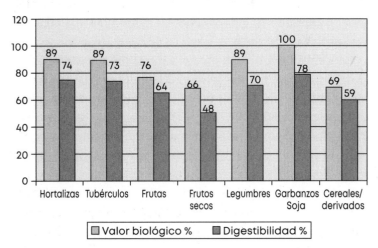

Valor biológico y digestibilidad de la proteína en alimentos de origen vegetal.

Lo cierto es que las tienen; esas propiedades mágicas, digo. Te hacen generar unas flatulencias bien mágicas, que también hemos normalizado, al igual que las digestiones pesadas o la hinchazón abdominal crónica.

El problema, de nuevo, es que las personas confían más en «los científicos» que en sus propias sensaciones corporales. Un día cómete un buen pedazo de carne sin nada más y presta atención a tu digestión. Otro día cómete un buen plato de alubias sin nada más y saca tus propias conclusiones. Nos hemos desconectado del cuerpo; por eso: alimentación consciente.

Y te dirán también: «Pero es que las legumbres son mucho más que proteína. Tienen muchas vitaminas y minerales». ¿Muchas en comparación con qué? Porque alimentos como el huevo, la carne roja, el pescado azul y las propias vísceras tienen muchísimas más vitaminas y minerales, y en formas más biodisponibles. Esto hace referencia, de nuevo, a la forma biológica de la vitamina. No es lo mismo la vitamina A de origen animal, que es la que utiliza nuestro cuerpo, que el retinol de origen vegetal, cuya conversión a vitamina A es mucho menor. Y también hace referencia a la facilidad de absorción intestinal.

Lo que sí tienen bastante las legumbres son antinutrientes. Y te dirán: «Si las remojas, las lavas bien y las cocinas el tiempo suficiente, la gran mayoría se eliminan». Y es cierto. Lo que se olvidan de decirte, por otro lado, es que también se degradan gran cantidad de sus vitaminas y minerales.

En resumen: la proteína animal es más nutritiva que la proteína vegetal y, además, causa menos complicaciones intestinales. Por ende, es superior y más saludable. Eso no quiere decir que las legumbres no sean saludables; todo depende del contexto de la persona, la cantidad y la frecuencia de ingesta.

La «peligrosísima» carne roja

¿Y si te digo que la carne roja no causa cáncer y que es saludable? Vengo a aportar un poco de sentido común, aparte de «fundamento científico» o de preferencias personales. Creo que este punto, el del sentido común, es el que más falta hace hoy en día, y verás que lo reitero mucho a lo largo del libro.

Desde el punto de vista evolutivo, podría decirse que la carne ha sido un componente indispensable de la dieta humana durante millones de años, lo cual se puede apreciar no solo en los estudios antropológicos,[15,17] sino también genéticamente, por la estructura de nuestro sistema digestivo y nuestra acidez, similar a la de los carnívoros.[19]

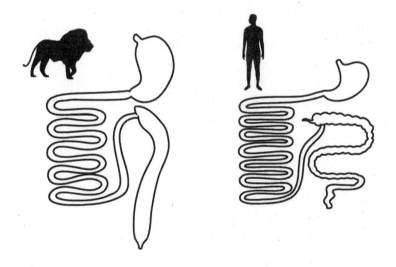

Lo anterior, para mí, es sentido común antes que información procedente de estudios, igual que lo es el hecho de pensar que uno de los alimentos con más densidad nutricional que existen es bueno para tu salud.

Recuerda que te alimentas para conseguir nutrientes. La carne roja te aporta una gran cantidad de los esenciales (aminoácidos biodisponibles, ácidos grasos, vitaminas y minerales), además de otros que solo podemos encontrar en la carne y que son, por tanto, condicionalmente esenciales: carnosina, creatina, taurina y 4-hidroxiprolina.

Los estudios de difamación de la carne roja son epidemiológicos (de bajísima validez) y, además, han tratado por igual las carnes procesadas, como salchichas, beicon procesado, *burger meats*, McDonald's...[20,21] Un despropósito. Por supuesto, estas carnes no son saludables. De nuevo, sentido común. Nada tienen que ver con las que vienen directamente de un animal, ya sean de pasto, ecológicas o de producción en masa. Obviamente, aquí también hay diferencias nutricionales.

Algunos beneficios de la carne roja:

- Es la fuente más biodisponible del hierro y zinc con altas concentraciones en minerales (mucho más que los vegetales) y vitaminas.
- Posee todos los aminoácidos esenciales que necesitamos y algunos condicionalmente esenciales.
- Mejora la síntesis proteica y preserva la masa muscular. Es un seguro de vida.
- Ayuda a prevenir la anemia.
- Mejora la salud cardiovascular.
- Mejora el perfil hormonal.
- Favorece la producción de hemoglobina.
- Fortalece la salud ósea y mental.
- Mejora las funciones del sistema inmunitario.
- No genera alergias.

El sentido común es y debe ser la base de nuestro razonamiento. Si consumir carne causara cáncer, nos habríamos extinguido como especie hace siglos. Y como hace siglos que la consumimos y aquí estamos, el problema debe residir en otro punto.

Quizá deberíamos prestar más atención a la forma en la que producimos la carne y sus subproductos, cómo alimentamos al animal desde que nace, cómo procesamos dicha carne para su consumo y cómo la conservamos en el punto de venta para que resulte atractiva al consumidor. Puede que ahí radique el primer punto del que sí debemos preocuparnos.

En cualquier caso, es preferible comer carne o productos de origen animal de producción en masa que no comerlos. Sus aminoácidos y su contenido en vitaminas y minerales (aunque menor) siguen siendo vitales. Tenlo en mente por si no puedes permitirte una carne de pasto.

«Son las frutas y las verduras las que aportan vitaminas y minerales»

Posiblemente este sea uno de los mitos que más choquen. En el inconsciente colectivo está arraigada la idea de que las vitaminas y los minerales que necesitamos provienen de las frutas y verduras. Es decir, muchas personas identifican las frutas y verduras como los únicos alimentos con vitaminas y minerales.

Hoy será el último día que lo pienses. Por supuesto, las frutas y verduras aportan vitaminas y minerales, pero también los productos de origen animal, que contienen sobre todo proteína y grasa, y en cantidades superiores o muy superiores a las de las verduras y frutas.

En la página siguiente tienes una imagen que vale más que mil palabras. Comiendo hígado de cordero o ternera y yemas de huevo estás consumiendo muchas más vitaminas y

Los alimentos de origen animal son los verdaderos superalimentos[22]

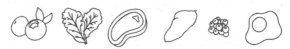

POR 100 G	Arándanos	Kale	Chuletón	Hígado de ternera	Huevas de pescado	Yema de huevo
Vitamina A retinol	0	0	5 mcg	4.968 mcg	90 mcg	191 mcg
Tiamina	trazas	0,1 mg	0,1 mg	0,2 mg	0,3 mg	0,32mg
Riboflavina	trazas	0,3 mg	0,2 mg	2.8 mg	0,7 mg	0,5 mg
Niacina	0,4 mg	1,2 mg	3,6 mg	13,2 mcg	1,8 mg	0,02 mg
Vitamina B6	0,05 mg	0,1 mg	0,4 mg	1,1 mg	0,2 mg	0,4 mg
Biotina (B7)	0,5 mg	0	trazas	42 mcg	100 mcg	55 mcg
Folato (B9)	6 mcg	62 mcg	3 mcg	290 mcg	80 mcg	146 mcg
Vitamina B12	0 mcg	0 mcg	3 mcg	59,3 mcg	10 mcg	2 mcg
Vitamina C	9,7 mg	93 mg	3,5 mg	25 mg	16 mg	0
Vitamina D	0	0	4 IU	49 IU	484 IU	218 IU
Vitamina E (mg)	0,6 mg	0,7 mg	0,1 mg	0,4 mg	7 mg	2,6 mg
Vitamina K2	0	0	15 mcg	263 mcg	1 mcg	34 mcg
Calcio	6 mg	254 mg	6 mg	5 mg	22 mg	129 mg
Colina	6 mg	0,4 mg	57 mg	333 mg	335 mg	820 mg
Cobre	0,05 mg	0,15 mg	0,1 mg	9,8 mg	0,1 mg	0,1 mg
Hierro	0,3 mg	1,6 mg	2,6 mg	4,9 mg	0,6 mg	2,7 mg
Magnesio	6 mg	33 mg	24 mg	18 mg	20 mg	5 mg
Fósforo	12 mg	55 mg	210 mg	387 mg	402 mg	390 mg
Potasio	77 mg	348 mg	357 mg	313 mg	221 mg	109 mg
Selenio	0,1 mg	0,9 mcg	24 mcg	40 mcg	40 mcg	56 mcg
Zinc	0,2 mg	0,4 mg	7,8 mg	4 mg	1 mg	2,3 mg

Esta tabla no tiene en cuenta la biodisponibilidad de nutrientes. Los estudios demuestran que las vitaminas y minerales del complejo B tienen una menor biodisponibilidad en los alimentos vegetales.

Fuente: Suzanne P. Murphy *et al.* (2003), «Nutritional Importance of Animal Source Foods», *The Journal of Nutrition*, 133(11), 3932S-3935S.

minerales, y además con más biodisponibilidad, que si tomas kale y arándanos. Que, oye, pueden estar genial como complemento de tu alimentación. Cuando leas esto, lo anterior o lo que vendrá, ten muy en mente que quiero ayudarte. Lo digo porque sé que es muy probable que tras leer esto te hayas puesto a la defensiva. Pensarás que estoy atacando tus amadas verduras, pero no, simplemente te muestro la realidad, la que parece que no quieren que te llegue. Recuerda, no soy de ningún equipo o bando. Es triste, pues hoy en día lo enfocamos todo de esta manera. No soy del equipo de la carne ni de las verduras; en todo caso, soy del equipo de la salud.

Cuando alguien derriba una creencia muy fuerte en ti, te desestabiliza. Es algo totalmente normal, necesario y positivo. Has organizado tu vida de cierta manera y ahora, de repente, por una información que ha penetrado en tu consciente, ya no puedes seguir viviendo igual. Ese malestar tiene el objetivo de que introduzcas un cambio para volver a estabilizarte en función de la nueva información.

Por eso digo que la clave es la alimentación consciente o, mejor dicho, una vida consciente. Lo bonito de tomar conciencia de algo es que luego ya no puedes ignorarlo. Y lo que ocurre, inevitablemente, es que se produce un cambio en ti.

Estamos juntos en esto, de verdad. Podrás seguir comiendo tus verduras, pero sabiendo realmente qué te aportan con relación a lo que necesita tu cuerpo, por lo que podrás darles el lugar adecuado en tu alimentación.

Las frutas y verduras no deben ser la base de tu alimentación

«¿Estás loco, Marcos?». Para nada, por eso te voy a argumentar punto por punto esta afirmación.

Las verduras no son la panacea, como te han hecho creer. Por supuesto, ni que decir tiene que es imposible mantener una buena salud a base de verduras... No tardarás en tener deficiencias y enfermar. No lo digo yo; estos son todos los nutrientes esenciales en que resulta deficiente una dieta vegana: vitaminas A, D, K2, B2, B6 y B12, DHA (omega 3, imprescindible de origen animal), colesterol, creatina, carnitina, carnosina, taurina, hierro hemo, coenzima Q10, CLA (ácido linoleico conjugado), 4-hidroxiprolina. Cuanto más se acerque tu alimentación a una dieta vegana, es decir, cuanto más compongan las verduras la base de tu alimentación, más desnutrido estarás.

Debemos entender varias cosas. En primer lugar, que el cuerpo necesita buenas cantidades de energía, proteínas (aminoácidos de origen animal, principalmente) y grasas para funcionar de manera óptima. Pues bien, las verduras apenas aportan energía, proteínas ni grasa, y proporcionan pocos micronutrientes en general. Eso si son ecológicas o las cultivas en tu huerto. Si son de producción en masa, cultivadas en suelos pobres y extenuados, aportan muy pocos nutrientes, sin contar todos los pesticidas y sustancias que les echan para su conservación, que son microvenenos para el organismo.

Los estudios científicos demuestran que muchas verduras, frutas y cereales cultivados hoy en día contienen menos proteínas, calcio, fósforo, manganeso, zinc, hierro, magnesio, riboflavina (vitamina B2) y vitamina C que los cultivados hace décadas.[23]

Sí, la comida que ingerían nuestros abuelos era mucho más nutritiva que la que ingerimos nosotros.

Por otro lado, la fruta tampoco es la que era hace cientos de años. Hemos ido seleccionándola genéticamente hasta convertirla en una especie de gominola saludable. Hemos elegido las piezas para que sean cada vez más grandes, con un contenido más alto de fructosa (azúcar), un menor contenido en vitaminas y minerales, y más resistentes a las plagas. Solo tienes que ir a tu pueblo y ver un árbol de manzanas. Tienen un tercio del tamaño de las que te comes normalmente, un sabor ácido que ni siquiera te gusta, y la mayoría presenta desperfectos, si no algún gusano dentro. Así que eso de comer cinco piezas de fruta al día... es poco menos que dudoso. Si no pierdes grasa y crees que llevas una alimentación saludable, pero te estás comiendo cinco piezas de fruta al día, puedes empezar por ahí...

Porcentaje de la población de Estados Unidos que no cumple con la RDA

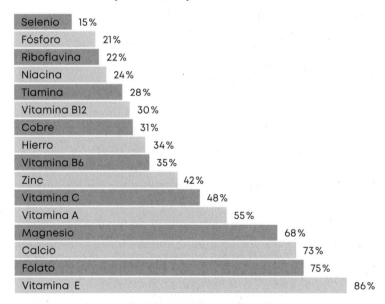

Selenio	15%
Fósforo	21%
Riboflavina	22%
Niacina	24%
Tiamina	28%
Vitamina B12	30%
Cobre	31%
Hierro	34%
Vitamina B6	35%
Zinc	42%
Vitamina C	48%
Vitamina A	55%
Magnesio	68%
Calcio	73%
Folato	75%
Vitamina E	86%

Fuente: https://assets.precisionnutrition.com/2020/02/percentage-of-us-population-not-meeting-the-rda.jpg.[24]

En cualquier caso, las verduras son superiores a la fruta; son más densas nutricionalmente y aportan más vitaminas, minerales y fibra, y sin necesidad de introducir una gran cantidad de energía. Peeero tampoco deben ser la base de tu alimentación. La base de tu alimentación deben componerla los alimentos más nutritivos; los más densos nutricionalmente; los que aportan mayor cantidad de aminoácidos, ácidos grasos, vitaminas y minerales, es decir, la carne, los huevos y el pescado. Más adelante hablaremos con detenimiento de este tema en lo relativo a su implementación o aplicación práctica.

Lo más importante de este apartado es que después de leerlo empieces a ver los alimentos que no son frutas y verduras como fuentes muy importantes y necesarias de vitaminas y minerales, de tal manera que, si un día has comido poca verdura, pero has comido huevos, carne roja, pescado azul, algún fruto seco, mantequilla, aceite de oliva virgen extra…, estés tranquilo con tu aporte de vitaminas y minerales, pues lo tienes más que controlado.

«La sal causa hipertensión»

Durante más de cuarenta años, nuestros doctores, las instituciones y las principales organizaciones nacionales e internacionales de salud nos han dicho que consumir sal aumenta la presión arterial y que, en consecuencia, causa hipertensión.

La realidad es que no hay ningún dato científico sólido que respalde estas afirmaciones. De hecho, el primer metaanálisis (máximo nivel de fundamento) sobre los efectos de la restricción de sodio en la hipertensión no tuvo lugar hasta 1991,[25] momento en que ya llevábamos casi veinte años de campaña de difamación hacia la sal. Por cierto, dicho metaanálisis era de una pésima calidad y no se basaba en ensayos controlados aleatorizados.

Primero culparon a las grasas de los problemas y encontraron muy convenientemente una «cura», las estatinas (con ganancias multimillonarias), y muy poco después hallaron otro culpable, la sal, y, por supuesto, otra «cura» de lo más oportuna, los antihipertensivos (con muy jugosos beneficios, por cierto).

Vayamos a los datos. En metaanálisis posteriores sobre ese tema y de mejor calidad[26,27,28] se encontró que, en personas sanas con una presión arterial normal, una reducción del sodio en la dieta solo suponía un descenso minúsculo tanto de la presión sistólica (de 1 a 2 mmHg) como de la diastólica (de 0,1 a 1 mmHg). Para que te hagas una idea, sería pasar de entre 120 y 75 mmHg a entre 118 y 74 en el mejor de los casos. Es decir, eso y nada es lo mismo. Sin embargo, las consecuencias de restringir el sodio en la dieta son muchas y muy negativas; luego las veremos.

Si la sal no tiene ningún efecto sobre la presión arterial de las personas sanas, esto significa necesariamente que no puede causar hipertensión y que, por tanto, debe haber otra causa subyacente. Perfecto, ¿y qué hay de las personas con hipertensión? ¿Restringir la sal ayuda? En algunos casos sí, pero en la mayoría no.

Se ha visto que hay un grupo de personas, en torno al 15 o 20 % de la población, muy sensibles al sodio. En ese grupo, restringir la sal en la dieta puede ser de mucha ayuda si ya está presente la hipertensión. Pero, de nuevo, el fallo de la medicina moderna es que no busca ni quiere buscar la causa de las enfermedades; solo pone parches. Por ejemplo, a estas personas les restringimos la sal, que es un factor de riesgo para su situación, pero ¿qué hacemos mientras tanto con la raíz del problema? Porque quitar la sal no soluciona la hipertensión; solo consigue que no se agrave.

En cambio, el otro 80 % de las personas con hipertensión no solo no se benefician de restringir la sal, sino que su problemática empeora con esta restricción. Sí, en muchos casos quitar la sal aumenta la presión arterial. Otros riesgos derivados de una dieta baja en sal son:[28,29,30,31,32,33,34,35]

- Aumento del riesgo de un ataque al corazón.
- Elevación de la frecuencia cardiaca.
- Daño renal por el exceso de estrés al que se someten los riñones por tratar de retener el poco sodio que tenemos en el organismo.
- Hipotiroidismo.
- Fatiga crónica y reducción de la fuerza muscular.
- Aumento de los triglicéridos y del colesterol.
- Aumento de la insulina en sangre, que contribuye a la hiperinsulinemia, uno de los grandes males de nuestro tiempo.
- Deshidratación celular.
- Función digestiva comprometida.
- Mareos y poca capacidad de concentración.

La ratio entre riesgo y beneficio de quitar la sal «por si acaso» debe de ser de las peores de la historia. No solo condenamos a quienes están sanos a tener peor salud, sino que tampoco ayudamos a la mayoría de las personas a las que intentamos ayudar.

¿Cuál es la causa de la hipertensión?

Si pudiésemos hablar de una causa primaria, sería principalmente la **disfunción mitocondrial**. Las mitocondrias son las encargadas de producir energía dentro de las células. Si no funcionan bien, las células no pueden realizar su función y, por tanto, empezamos a enfermar. El cuerpo, en un intento de compensar esta situación, aumenta la presión arterial con el objetivo de hacerles llegar una mayor cantidad de oxígeno y nutrientes para que puedan realizar su función, prioritaria para el organismo: producir energía. Por eso cuando dejas de respirar te mueres al poco tiempo, porque eres incapaz de producir energía sin oxígeno.

Sin embargo, hay otras causas de la hipertensión. Principalmente, la hiperinsulinemia crónica, causada por el sedentarismo, la falta de entrenamiento de fuerza que implique al músculo y el excesivo consumo de azúcar y carbohidratos refinados, que derivan en una hiperglucemia crónica (hablaremos de ello). Los niveles de glucosa elevados crónicamente dañan ya de por sí la función mitocondrial, pero al mismo tiempo dan lugar a una resistencia a la insulina. La insulina es la hormona que elimina el exceso de glucosa de la sangre y lo introduce en los tejidos. Cuando está elevada, retenemos mucho más sodio de lo normal, y esta parece ser la causa de que haya personas muy sensibles al sodio, pues el 80 % presentan hiperinsulinemia.

Por otro lado, la deshidratación crónica que padece la mayor parte de la población también ejerce un papel importante en la hipertensión. A nivel mecánico, una persona con menos plasma sanguíneo por la deshidratación tiene una sangre más viscosa y densa, lo cual ya de por sí es un riesgo cardiovascular. Esto obliga al organismo a hacer más esfuerzos para mover la sangre, y aumentar la presión arterial y la frecuencia cardiaca.

Las personas beben muy poca agua, pero... ¿por qué razón? Esta es la pregunta que debemos plantearnos. Las personas no tienen sed; es algo que me encuentro constantemente en consulta.

La sal te hidrata

Podría parecer una contradicción que las personas no tengan sed si el agua es tan necesaria para todo, y de hecho están enfermando poco a poco por su bajo consumo. Pero, una vez más, tiene todo el sentido del mundo. Las directrices de llevar una dieta baja en sal tienen la culpa. Te lo explico. Beber agua no te hidrata; lo que realmente te hidrata es beber agua cargada de minerales. Sobre todo, sodio, que es el mineral más abundante en la sal (en torno al 85 %). La sal es vital, en primer lugar, para mejorar la absorción intestinal del agua, y después para mantener la proporción adecuada de minerales dentro y fuera de la célula. Si bebes siempre agua del grifo, o la mayor parte de las aguas embotelladas, que son de mineralización muy débil, no aportas minerales. Esta agua vacía de minerales disminuye la concentración de sodio en el plasma y fuerza parte del sodio hacia el exterior de la célula mediante un proceso denominado «osmosis». Esta salida de sodio se acompaña de una salida de agua, es decir, se produce una deshidratación celular.

El exceso de fluido en la sangre te hace orinar, y al orinar pierdes minerales. Entonces te deshidratas lentamente. Y, como es normal, llega un momento en el que el cuerpo deja de pedirte agua porque, por mucho que la necesites, introducirle más significaría reducir aún más los minerales y rompería el importante equilibrio que debe existir entre ellos, aún más importante para el funcionamiento correcto del organismo.

¿Es casualidad que, al trabajar con personas que han perdido la sed e indicarles que aumenten el consumo de sal en las comidas y que incluso beban agua con un poco de sal, recuperen tras unos días la sensación de sed? No lo es.

Piensa en lo siguiente y llévatelo para siempre:

Hidratación no significa beber agua; significa aportar agua y minerales.

Consideraciones sobre la sal

Dicho todo lo anterior, no te pido que consumas más sal y ya está. No. La sal es vital, pero, si aumentas su consumo y no varías tu alimentación, ni incrementas tu movimiento diario, ni solucionas tu resistencia a la insulina, ni bebes más agua, ni cuidas tu estrés..., puede ser que te ayude o que incluso te haga empeorar si eres una de esas personas sensibles al sodio. Quiero hacerte salir del enfoque simplista de la medicina moderna. Ni la sal es la culpable de tu hipertensión ni será la solución; solo se tratará de un factor más para tener en cuenta en un abordaje integral. Una persona sana con una dieta baja en sal posiblemente mejore a todos los niveles al aumentarla. Una persona enferma que incremente la sal posiblemente también mejore, pero si cambia los otros aspectos que la mantienen enferma.

Por otro lado, no es lo mismo la sal procesada en cristalitos finos, la típica del salero o del sobrecito de los restaurantes, que las sales completas. La sal procesada en cristalitos ha sufrido manipulaciones y procesos químicos para retirarle prácticamente todos los minerales, y solo está formada por cloruro sódico (NaCl). Además, muchas sales contienen antiaglomerantes, dañinos para el organismo.

¿Tomar esta sal será mejor que no tomar ninguna? Posiblemente, ya que el sodio es uno de los minerales más importantes. Sin embargo, no es la sal que recomiendo. Buscamos aportar sales completas, es decir, sales que contengan todos los minerales que necesita nuestro cuerpo o la mayoría de ellos: sal marina, de Epsom, del Himalaya, céltica...

De hecho, los minerales de los que más déficit tenemos

son el magnesio, el potasio y algunos otros minerales traza que estas sales pueden aportarnos y que son, por tanto, muy importantes. Las recomendaciones en cuanto al consumo de sal (de calidad) en personas sanas van desde los 6 hasta los 9 gramos diarios,[36,37] sin contar la sal contenida en los propios alimentos. Muchas personas notan enormes mejorías con este simple cambio en la alimentación.

La sal es salud, es energía, es vida.

Sentido común: si vienes de consumir 2 gramos de sal al día, no empieces a consumir 9 gramos de golpe, pues tu cuerpo no gestionará bien el cambio. Aumenta la dosis semana a semana si lo consideras interesante.

Contar calorías (kilocalorías) y el método del déficit calórico

Con este apartado quiero que entiendas por qué contar calorías no es buena idea y, sobre todo, por qué el método promovido por el 95 % de los nutricionistas para perder peso, el déficit calórico, es un profundo error. Después de esto entenderás por qué, pese a haber invertido tanto esfuerzo durante años, no has conseguido tus objetivos. No solo es cuestión de esforzarse, sino de hacerlo de manera inteligente.

Contar calorías (kilocalorías)

Antes de entrar en explicaciones más detalladas debemos tirar por tierra esta dichosa ecuación:

Balance energético = Calorías que entran – Calorías que salen

¿Cómo podemos reducir la complejidad del cuerpo humano a una simple ecuación? La ecuación es cierta, pero su interpretación no puede ser más errónea. ¿Por qué? En primer lugar, porque esta ecuación responde a la primera ley de la termodinámica, según la cual, si aumenta la energía en un sistema, este aumentará de tamaño. Esto constituye una relación directa en un sistema cerrado, pero el organismo humano es un sistema abierto. Por lo tanto, en el ser humano dicha ecuación explicaría lo que ocurre (si ganas peso es porque entran más calorías de las que salen), pero NO por qué ocurre (¿por qué entran más calorías de las que salen?), que es lo verdaderamente importante. Utilizamos una ecuación para explicar tanto las consecuencias como la causa, un grave error.

El otro error es pensar que las calorías que entran son las que aparecen en las etiquetas de los alimentos. Esto no puede ser más falso. Las calorías que entran dependen, entre otras muchas cosas:

- Del estado de tu microbiota.
- De la absorción de los nutrientes introducidos.
- Del momento del día en que se introduzcan esos alimentos.
- Del estado metabólico en el que te encuentres.
- Del entorno hormonal presente en el momento de la ingesta.
- De si has hecho ejercicio físico antes de esa ingesta.
- De tus niveles de estrés.
- Del tipo de alimento que contenga esas calorías.

- De si las calorías provienen de proteína, grasa o carbo-hidratos.
- De cómo combines los alimentos que contienen esas calorías.

Hay muchísimos más factores de los que dependen las calorías (o la energía) que entran, pero es que también hay incontables factores de los que dependen las calorías que salen:

- La función mitocondrial, es decir, si tus células son capaces de utilizar la energía que introduces.
- El metabolismo basal.
- La disipación de energía en forma de calor.
- La disipación de energía durante el ejercicio físico.
- La necesidad de reparación y crecimiento celular en ese momento.
- El estado hormonal.
- La funcionalidad de la masa muscular.
- La inflamación del organismo.

De nuevo, la lista es interminable, por lo que quiero que antes de entrar en materia quede claro lo siguiente: deducir que, tras consumir 2.000 kilocalorías de alimentos (según lo que pone en la etiqueta de la información nutricional), vas a ganar grasa si se supone que gastas (en función de una ecuación) 1.800 kilocalorías es una ABSOLUTA BARBARIDAD.

No sabes (ni puedes saber) qué entra ni mucho menos qué sale. Por supuesto que importa la cantidad de energía que consumes, pero no es lo único ni lo más significativo que debes tener en cuenta. Si centras tus esfuerzos en las calorías y te basas en esta ecuación para perder peso, estás abocado al fracaso.

Las siguientes palabras pertenecen al doctor Gorka Vázquez. Te recomiendo que sigas su trabajo si quieres profundizar en el campo de la nutrición y la medicina funcional.

A principios del siglo XX, el especialista alemán en diabetes Carl von Noorden postuló la teoría calórica, basada en el cálculo calórico alimentario del químico Wilbur Olin Atwater (coeficiente de Atwater), ampliamente aceptada por la mayoría de los «expertos». Esta teoría establece que la obesidad es un problema calórico, expresado en la famosa ecuación que seguro que conoce: «Si come más calorías de las que gasta, engordará» (calories IN - calories OUT : CICO). El consejo es excelente: si usted engorda es culpa suya. La condena: gula o pereza. Se lo diré sin rodeos: este planteamiento es mezquino y simplista. Descarga de toda la responsabilidad al supuesto profesional y pone en el punto de mira de la crítica a la persona que sufre una disfunción multifactorial (obesidad). Iniciaré, si me lo permite, la argumentación que desmonte de una vez la simpleza con la que muchas veces se despacha a los pacientes obesos de las consultas de «pseudoexpertos».

La gestión energética es algo mucho más complejo que un simple conteo de calorías; el metabolismo no se comporta como un calorímetro (aparato de medición de las calorías) de alimentos y heces. Quien diga lo contrario expresa un profundo desconocimiento de la fisiología del ser humano. En la medida en que se crea que las personas engordan porque comen más de lo necesario, porque ingieren más calorías de las que gastan, se estará atribuyendo toda la culpa a un estado mental, a una debilidad de carácter, y se dejará la biología humana fuera de la ecuación.[38]

El método del déficit calórico

Este es el método en el que se basan el 95 % de los nutricionistas a la hora de abordar la pérdida de peso a través de la alimentación. Te dicen que para perder peso tienes que conseguir un déficit calórico, lo que significa literalmente que para perder peso tienes que perder peso. Es un sinsentido, pero es que estar en déficit calórico significa estar perdiendo peso. Así pues, al decir que para perder peso tienes que estar en déficit calórico, caen en este sinsentido: «Para perder peso tienes que estar perdiendo peso». De nuevo, la consecuencia no es la causa. Por supuesto, si estás perdiendo peso quiere decir que está produciéndose un déficit calórico o energético en tu organismo, pero no (que es lo que infieren estas personas al trabajar de esta manera) que si comes 1.500 kilocalorías, cuando se supone que gastas (por una ecuación) unas 1.850 kilocalorías, vayas a perder peso. Se da por hecho que no estás en déficit calórico porque consumes más calorías de las necesarias, cuando no tiene por qué ser así. Tal vez simplemente tu sistema hormonal esté favoreciendo el almacenamiento en lugar de la utilización de energía.

Sé que puede resultar difícil de entender. Si es así, merece la pena releer este apartado una o dos veces.

El estudio de Minnesota[39] demostró los efectos de la restricción calórica (déficit calórico) prolongada en humanos. Tenemos suerte de contar con los datos de este estudio, pues hoy en día este tipo de investigaciones están prohibidas por motivos éticos. Los efectos de la restricción calórica a largo plazo son principalmente dos:

- La reducción proporcional del metabolismo basal para ajustarse a la ingesta. Una persona que de repente disminuye la ingesta tiende a reducir su gasto de energía, ya sea mostrándose menos activa o aminorando el ritmo de consumo de energía de sus células (metabolismo), y limita de ese modo la pérdida de peso. Es decir, su cuerpo lucha desde el primer momento para que deje de perder peso.

• El aumento desproporcionado del hambre y, por efecto de las hormonas, la imposibilidad para saciarse con cantidades iguales a las ingeridas antes de empezar la reducción de energía.

En definitiva, tu cuerpo no solo te corta el grifo de la pérdida de grasa, sino que pone en marcha mecanismos con el objetivo de que, encima, comas más que antes para volver a ganar el peso perdido. Ah, y con el pequeño matiz de que, por efecto de la restricción calórica, ahora tu metabolismo está mucho más reducido y, por tanto, ganarás mucha más grasa. Es decir, llegado cierto momento, no solo dejarás de perder peso, sino que además empezarás a ganarlo sin comer más que antes, y todo ello sumado a un hambre voraz y a una imposibilidad de saciarte, fruto de las hormonas, que desencadenará que un día tengas un atracón.

¿Resultado? Efecto rebote y seis meses de esfuerzo titánico tirados a la basura. Eso sí, te dirán que es culpa tuya, que no sigues el plan, que estás comiendo más calorías de las que crees, etc.

El déficit calórico no funciona a largo plazo

El método del déficit calórico no funciona para la pérdida de peso a largo plazo. El enfoque tradicional falla cuando se buscan resultados duraderos. Y, por mucho que se empeñen algunos, si no funciona a largo plazo es que no funciona.

La industria del fitness y del culturismo (que ya son prácticamente lo mismo, por desgracia) se empeña en venderte dietas basadas en el déficit calórico. No entienden que lo que a ellos puede servirles para bajar cinco kilos que les sobran (en un entorno metabólico sano, pues no olvidemos que la masa muscular es uno de los mejores indicadores de una buena salud) no tiene que funcionarle a una mujer de cincuenta y un años sin apenas masa muscular y con resistencia a la insulina. Esto es lo que nos dice el metaanálisis de M. J. Franz *et al.*[40] publicado en 2007, y es sobre todo lo que nos dice la experiencia de muchísimas personas que, posiblemente como tú, llevan toda la vida tratando de perder peso con dietas en las que lo único que se hace es reducir la ingesta de alimentos. Personas desesperadas por ver resultados, pero que nunca terminan de conseguirlo.

Si analizamos los datos del estudio, se aprecia que da igual qué estrategia se emplee: un pequeño déficit calórico (comer un poco menos), un déficit calórico moderado con ejercicio (comer un poco menos y agregar ejercicio físico) o un déficit agresivo (comer bastante menos). Si una dieta se basa en el déficit calórico, no funcionará a largo plazo.

Se puede observar cómo al principio se pierde peso, pero progresivamente se recupera, aunque los nutricionistas que defienden esta teoría te dirán que el fracaso se debe a que las personas no siguen las indicaciones.

Se recupera el peso porque, a medida que se reduce la ingesta, el metabolismo disminuye de manera proporcional.

Al principio puede servir para perder unos kilos, pero llegará un momento en que ya no sirva, pues el metabolismo se habrá reducido adaptándose al nivel de ingesta. Es lo que te explicaba antes.

¿Y qué ocurre cuando nos pasamos muchos meses en una situación de baja ingesta? Pues que el metabolismo se pone en modo supervivencia y, a partir de ese momento, ya

Resumen de 80 experimentos de pérdida de peso

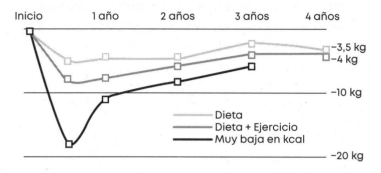

no hay manera de perder peso. Otras personas llaman a esta situación la «tumba metabólica», por si quieres investigar sobre ello. A partir de ahora tu metabolismo decretará que todo lo que ingieras, si es posible, se almacene como grasa. Entonces sucede que lo que comías antes, que al menos te hacía mantenerte en tu peso, te haga engordar. Y tú, desconcertado, preguntas: ¿cómo? Si consumo las mismas calorías que antes.

Pues bien, ya empiezas a entender que el organismo no está regulado por calorías que entran y calorías que salen, como muchos se empeñan en hacerte creer. El organismo está regulado por hormonas, neurotransmisores y diferentes señalizadores que indican a las células qué hacer. ¿Qué influye en esta regulación? Muchísimos factores. Para los defensores del balance energético solo importa el cuánto, es decir, las calorías (calorías que entran menos calorías que salen). Sin embargo, afecta muchísimo más lo que comes (el tipo de alimento), cuándo lo comes, en cuántas ingestas lo repartes, tus niveles de estrés, tus niveles de insulina, tu sensibilidad a la leptina (hormona de la saciedad), tu fase del ciclo menstrual. En resumen, tu entorno metabólico y hormonal en general, es decir, la salud de tu cuerpo. No es lo mismo mil kilocalorías en una persona de metabolismo sano y que entrena la fuerza, que esas mil kilocalorías en una persona con resistencia a la insulina, por ejemplo.

Por cierto, todo esto sin contar con que, al someter el cuerpo a una situación prolongada de déficit energético, la relación con la comida se va al traste. Empezarás a tener ansiedad por la comida. Literal. Estás matando tu cuerpo de hambre; es normal que te pida comer a todas horas, que tengas antojos, etc. Al principio tiras de fuerza de voluntad, hasta que llega un momento en que... PUM, atracón. Y ahí empieza el círculo vicioso al que están sometidas muchas personas.

Atracón > culpa > conducta compensatoria mediante un déficit calórico más agresivo > atracón

Eso sí, te dirán que hagas un *cheat meal* o «comida trampa» a la semana para que te adhieras a la dieta... En mi experiencia personal y trabajando con otras personas, puedo decirte que esto deteriora aún más tu relación con la comida.

Entonces ¿por qué esa fe ciega en el déficit calórico? Sería lógico pensar que, si algo no te funciona en repetidas ocasiones, hay que buscar otra manera de hacer las cosas. Sin embargo, el problema es triple:

1. **Da la sensación de que funciona**
Como al principio funciona y, además, con unos resultados bastante significativos (se puede perder peso muy rápidamente), uno tiende a creer que es la opción correcta.

Esto podría cambiar si entendiéramos el metabolismo humano. Básicamente, si comprendiéramos lo que te he explicado más arriba que ocurre en tu cuerpo cuando lo sometes a largos periodos de restricción energética.

2. **La mayor parte de los nutricionistas lo defienden**
El mayor problema es que el 95 % de los nutricionistas defienden esta teoría del balance energético y la usan con las personas con las que trabajan. Por lo tanto, si el 95 % de los nutricionistas te dicen que lo que funciona es esto, que está «comprobado científicamente», y tú ves que al principio funciona, es normal que, cuando no lo haga, pienses que la culpa de no obtener resultados es tuya.

No es culpa de los nutricionistas (no del todo, al menos) que trabajen con esta teoría, pues es lo que se enseña en la universidad, en la carrera de Nutrición.

En 2017 y 2018 yo aún trabajaba de esta manera, mandando dietas a las personas basándome en una ecuación a partir de su edad, peso, talla y actividad física diaria, con la que calculaba sus kilocalorías diarias y dividía sus macros. Este cambio se llama «evolución». ¿Crees que he dejado esa práctica por llamar la atención y diferenciarme? ¿O crees que mis horas de estudio y experiencia me han hecho cambiar de opinión? Juzga tú mismo.

3. **Parece una teoría muy lógica a primera vista**
No nos vamos a engañar. Yo soy el primero que cayó en el engaño de esta teoría y la aplicó en sus propias carnes hace años. Parece muy lógico pensar que la cantidad de peso que ganas depende de la diferencia que una ecuación establece entre lo que ingieres y lo que se supone que gastas.

Es normal que lo pensemos, sobre todo si no tenemos conocimientos profundos sobre la fisiología del cuerpo humano.

Para llevar a casa:
Me encuentro a diario con metabolismos destrozados por una vida llena de periodos de restricción calórica, dietas en las que la persona se alimenta prácticamente de aire e incluso toma batidos sustitutivos de comidas...
La única vía para perder peso de forma saludable y a largo plazo es una correcta regulación hormonal y metabólica, y en ningún caso comer menos y ya. Cualquier abordaje nutricional basado únicamente en el balance energético o déficit calórico fracasará a largo plazo, y desde luego no promoverá la salud.

En algunas personas se reducirá inevitablemente la ingesta, pero no será ese el objetivo, sino que, alimentándose mejor y en las cantidades que necesitan, estarán comiendo menos que antes. Sin embargo, otras tendrán que perder peso, y en esos casos el abordaje podrá ser comer más que antes, pero mejor. Y también perderán peso, pues no es solo cuestión de calorías.

Me parece importante terminar desmitificando esta creencia popular: «Para perder grasa tienes que comer menos y hacer más ejercicio». Ya hemos visto los problemas que puede acarrear. Me gusta más esta otra frase:

Para perder grasa tenemos que hacer ejercicio, nutrir lo suficiente nuestro cuerpo y tener paciencia.

Elige la que prefieras.

«Haz cinco comidas al día»

Vamos a derribar uno de los grandes mitos de la alimentación: la cantinela de que tienes que hacer cinco comidas al día; cinco pequeñas ingestas, por supuesto. Tienes que comer como un pajarito. Para las empresas de snacks (que, por supuesto, son las que han generado esta necesidad) tiene todo el sentido del mundo. Nos vendría mejor copiar las tradiciones de nuestros abuelos: desayuno, comida y cena. Punto. Nada de comer entre horas.

¿Te imaginas a nuestros antepasados tras dos días sin comer por no haber encontrado nada para cazar? ¿Los ves haciendo cinco pequeñas ingestas o devorando todo cuanto puedan porque no saben cuándo volverán a comer? ¿Te los imaginas encontrando un árbol frutal y comiéndose solo una fruta, o arramblando con todas las que puedan para aprovechar la oportunidad?

No quiero decir que atiborrarse en una comida y no comer más en todo el día sea lo óptimo, sino que nuestro organismo está adaptado para ingerir buenas cantidades de alimentos sin problema. De hecho, comer hasta saciarse es uno de los aspectos que regulan las hormonas del hambre y la saciedad, pero ya hablaremos de ello más adelante.

Hacer cinco comidas no aumenta tu metabolismo; de la misma manera, hacer menos de cinco comidas al día no lo reduce. Lo que acaba reduciendo tu metabolismo es comer poco, es decir, la cantidad, no el número de ingestas.

Hacer cinco comidas tiene como resultado que seas mucho menos eficiente absorbiendo nutrientes y utilizando la energía de tu organismo. El cuerpo se acostumbra a que constantemente le aportes comida, por lo que no tiene necesidad de poner en marcha los mecanismos para utilizar las reservas de energía, cosa que ocurriría si dejases entre seis y ocho horas entre comidas.

Hacer cinco comidas al día va totalmente en contra de la fisiología humana, es decir, impide el correcto funcionamiento del organismo. Debe haber un equilibrio entre la ingesta y el descanso del sistema digestivo. Si comemos de manera constante, no lo dejamos descansar y regenerarse. Y no solo al sistema digestivo, sino también a órganos como el páncreas o el hígado. De hecho, hacer cinco comidas al día provoca un agotamiento del páncreas, que tiene que producir insulina y enzimas digestivas sin cesar, lo que favorece la aparición de la resistencia a la insulina.

Hacer cinco comidas te mantiene esclavo de la alimentación y desregula el funcionamiento correcto de las hormonas que regulan el hambre y la saciedad. Acostumbras a tu cuerpo a pedirte sustento cada dos o tres horas, algo antinatural y signo de un metabolismo destruido.

Hacer cinco comidas al día implica cinco activaciones del sistema inmunitario en el intestino, es decir, cinco momentos de inflamación. Cuando comemos, el intestino se inflama, ya que contiene el 85 % del sistema inmunitario, principalmente con el objetivo de protegernos de un agente nocivo. Es un tipo de inflamación totalmente natural, pero no queremos inflamarnos en exceso, puesto que ya tenemos demasiadas fuentes de inflamación durante el día.

Habrá situaciones muy concretas en las que alguna persona se beneficie de comer cinco veces al día, pero vayamos a la norma, no a la excepción. Y de primeras deberías pensar que tú no eres la excepción. Como norma general, no deben pasar menos de cuatro horas entre una ingesta y la siguiente. Es el tiempo mínimo para que se lleve a cabo el proceso digestivo y el cuerpo esté medianamente preparado para la siguiente ingesta. Te recomiendo que te acostumbres a estar entre cinco y siete horas sin comer. Es decir, que hagas dos o tres comidas principales al día.

Y quiero llevarlo un poco más allá. Ya sabes, esto va de consciencia. Si haces cinco comidas al día, ¿te dedicas a algo más aparte de trabajar y comer? ¿Entiendes ahora por qué la comida es un motivo de estrés? ¿Cómo no va a serlo si ocupa el centro de la vida de la mayoría de las personas? Y una pregunta que siempre me gusta hacer:

¿Utilizas la comida como medio de procrastinación para evitar las cosas que podrías hacer en esta vida, que sabes que tienes que hacer, pero que te dan miedo?

Piénsalo: si inviertes tantas horas al día en comer y pensar en la comida, tienes menos motivos por los que sentirte culpable por no llevar a cabo tus propósitos de vida.

«Los carbohidratos son tu principal fuente de energía»

Nos han contado y nos han hecho creer que los carbohidratos, especialmente los refinados, como las harinas, la pasta, el pan…, son la base de nuestra alimentación. Esta afirmación está liderada por la funesta pirámide alimentaria, creada por el Departamento de Agricultura de Estados Unidos.

Vaya, qué conveniente que, según el Departamento de Agricultura, justamente lo que ellos ofrecen (trigo) sea la base de nuestra alimentación. Aunque primero me gustaría plantear la siguiente pregunta: ¿qué pinta el Departamento de Agricultura dictando a la población cómo alimentarse? Quiero que puedas terminar este libro con la clara convicción de que el mundo se mueve por intereses económicos y que la salud es la menor de las preocupaciones de empresas y gobiernos.

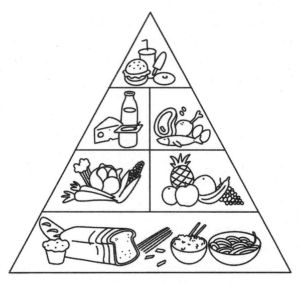

Fuente: Pirámide alimentaria, creada por el Departamento de Agricultura de Estados Unidos (USDA) en 1991.

No sabemos a ciencia cierta por qué se ha permitido, pero podemos estar bastante seguros de que, desde que se instauró esta infame pirámide alimentaria, las tasas de obesidad, diabetes y diferentes enfermedades cardiovasculares no han dejado de aumentar.

No solo se ha promovido el mito de las cinco comidas, sino que esta pirámide alimentaria ha llevado a llenar esas cinco comidas de alimentos vacíos, sin apenas densidad nutricional (hablaremos dentro de poco de este concepto tan importante). Resulta muy conveniente: este combo te hace estar con hambre todo el día, ya que, al no aportar más que energía y nada de nutrientes esenciales, nunca te sacias, y al final el cuerpo tiende a seguir pidiéndote este tipo de alimentos todo el rato.

También nos han infundido cierto miedo a no consumir azúcar, sobre todo en el desayuno, diciéndonos que es imprescindible para rendir y para el cerebro: «Empieza tu día con energía gracias a unos cereales». Si lo empiezas con esta bomba de azúcar (glucosa), al cabo de dos horas estás muerto de hambre y vas a la cafetería y te pides una tostada (más carbohidratos refinados); dos horas después tienes hambre de nuevo y te comes un plato de pasta como principal (más carbohidratos refinados), y luego por la tarde te comes una fruta (más azúcar, por muy «saludable» que pueda ser) y acabas cenando algo con patata como fuente de energía (más carbohidratos).

Sin duda, este patrón de alimentación convierte los carbohidratos en tu principal fuente de energía. Obliga a tu cuerpo a quemar glucosa todo el tiempo. ¿Entiendes por qué no eres capaz de perder grasa? Con este tipo de alimentación se produce un cambio metabólico y el cuerpo se vuelve dependiente de la glucosa (carbohidratos), dejando de lado la quema de grasa, en la que empieza a hacerse poco o nada eficiente. Además, este cambio en el metabolismo provoca que tengas hambre cada dos o tres horas. Es la tormenta perfecta para el Departamento de Agricultura.

Quiero explicarte por qué los carbohidratos (en especial los refinados) no deben ser la base de nuestra alimentación y por qué las grasas deberían ser nuestra principal fuente de energía.

Razonamiento básico sobre los dos combustibles

Podemos almacenar hasta 70.000 kilocalorías de energía en forma de grasa. Sin embargo, solo podemos almacenar unas 2.000 kilocalorías de glucosa (de los carbohidratos) como reserva de energía.

Parece lógico pensar, por tanto, que la grasa es el combustible más eficiente para almacenar energía. Por otro lado, desde el punto de vista evolutivo tiene todo el sentido. En muchas ocasiones teníamos que pasar días enteros sin comer, y el acceso a carbohidratos energéticos cómo tubérculos o frutas era muy difícil e incluso imposible en las estaciones más frías del año. Eso sin contar con los periodos de glaciación que hemos superado como especie y que han forjado nuestros genes, en los que la única fuente de energía eran las grasas de origen animal. Por todo esto:

- **La grasa debería ser nuestro combustible principal**, el que deberíamos usar en primera instancia la mayor parte del tiempo, ya que disponemos de amplias reservas.
- **La glucosa**, para la que tenemos un almacén mucho más pequeño, **debería emplearse en situaciones puntuales o de emergencia**.

Evolutivamente tiene sentido: quemamos grasa de manera continua, y en las ocasiones de correr o pelear echamos mano del segundo combustible (más rápido, pero que también se agota rápidamente): la glucosa.

No obstante, con los malos hábitos alimentarios modernos hemos creado una situación peligrosa, antievolutiva y enfermiza. Nos empeñamos en sobreutilizar el combustible pequeño y depender de él, en usar el secundario como primario. Esto ha alterado la manera en que nos comunicamos con nuestro ADN (epigenética). En consecuencia, las células expresan genes equivocados y se dificulta el acceso a las reservas de grasa (el metabolismo de las grasas se hace vago al tener disponibilidad constante de glucosa), lo que nos ha hecho engordar y enfermar exponencialmente.

Por otra parte, la glucosa nos aporta energía mucho más deprisa, pero en menor cantidad. Es decir, una molécula de glucosa nos proporciona aproximadamente una cuarta parte de la energía que nos suministra un ácido graso. Así pues, utilizar la grasa como combustible principal no solo nos brinda unos niveles de energía más estables (lo veremos más adelante), sino también mayores a lo largo del día. Por si esto fuera poco, la utilización de la glucosa es más contaminante para el organismo (no es lo mismo ir a 5.000 revoluciones que a 2.000). Se producen más radicales libres (oxidación y, por tanto, inflamación) y se limita la capacidad de reciclaje de nuestro principal agente antioxidante, el glutatión.

En resumen, seguir la pirámide alimentaria provoca lo siguiente:

- **Alimentación alta en energía, pero baja en nutrientes esenciales.** La paradoja de las personas con obesidad es que tienen un exceso de peso (energía acumulada) y están malnutridas al mismo tiempo.
- **Hambre a todas horas** y necesidad de comer carbohidratos para tener energía.
- **Incapacidad para acceder a las reservas de grasa.**
- **Hiperglucemias constantes** a lo largo del día, que, entre otras cosas, aceleran muchísimo el envejecimiento del cuerpo.

No, los carbohidratos no deben ser nuestra principal fuente de energía. A lo largo de este libro aprenderás cuáles comer, cuándo, en qué cantidad y, lo más importante, por qué (alimentación consciente), en función del contexto.

4

Identifica al enemigo: los alimentos que destruyen tu salud

O, como se dice en el ámbito de la medicina, «lo primero es no hacer daño». Cuando buscamos llevar una alimentación saludable somos presa de los mensajes externos y que llaman mucho la atención. Que si alimentos antiinflamatorios, antiedad, superalimentos…
Es mucho más simple que todo esto.

Llevar una alimentación saludable consiste en eliminar la mayor parte del tiempo los alimentos que dañan tu organismo y que no lo dejan funcionar correctamente.

No desvíes el foco de lo importante. No procrastines con nimiedades. En el fondo sabes qué debes hacer. De nada me sirve que consumas superalimentos si sigues comiendo galletas Oreo.

Al principio todas las dietas se muestran beneficiosas porque coinciden en retirar los alimentos perjudiciales. Lo que quiero transmitirte es que debes simplificar. Si dejas de comer la mayor parte del tiempo (por decisión propia) lo que señalaré a continuación, tu alimentación será prácticamente saludable, aunque habrá algunos matices que trabajar. Suele ocurrir, aunque sea de manera inconsciente, que al centrarnos en estas nimiedades evitamos centrarnos en lo que importa de verdad (que sí, que los alimentos orgánicos son mejores, pero de nada me sirve que compres verduras orgánicas si el pan te acompaña en todas las comidas).

Es la ley del 80/20 o ley de Pareto aplicada a la alimentación: «El 20 % de tus acciones determinan el 80 % de tus resultados». En este caso, ese 20 % significa el esfuerzo de retirar los alimentos de los que voy a hablarte. Con eso conseguirás el 80 % de tus resultados (el 80 % de lo que constituye una alimentación saludable).

Tal vez pienses que a veces soy repetitivo o reiterativo, pero lo hago a propósito. Quiero incidir, y mucho, en lo que importa de verdad, que al menos saques eso de este libro. Que después de leerlo no puedas esconderte más en tus excusas y que tengas muy claro qué es lo más importante.

Por cierto, no entraré a hablar del alcohol, pues creo que hoy en día resulta obvio que es perjudicial para el organismo a todos los niveles y en cualquier cantidad. No hay cabida para su consumo diario. La bebida alcohólica de consumo común más nociva es la cerveza, por su contenido a partir de carbohidratos refinados con gluten y alcohol (lo entenderás ahora). Como me lo vas a preguntar, si has de tomar algo, tómate como mucho una o dos copas de vino a la semana. Dentro del contexto de una alimentación saludable no deben suponer un problema.

Alimentación antiinflamatoria

Dirás: «Marcos, ¿por qué me hablas de alimentación antiinflamatoria si se supone que vas a abordar los alimentos que destruyen mi salud?». Pues precisamente porque eliminar los alimentos que destruyen tu salud es llevar una alimentación antiinflamatoria. Así de simple.

La alimentación antiinflamatoria, por desgracia, tiene mucho marketing detrás. Como cada vez somos más conscientes de la importancia de reducir la inflamación, intentan vendernos productos antiinflamatorios o convencernos de que tienen el método definitivo para desinflamarnos a partir de ciertos alimentos.

Nos empeñamos en empezar la casa por el tejado. Siempre. Nos ponemos a buscar alimentos antiinflamatorios, suplementos antiinflamatorios, combinaciones de alimentos que potencian un efecto antiinflamatorio... A veces me encuentro con personas que saben mucho más que yo de estas cuestiones, que conocen el último componente natural del mercado con un nombre superchulo (ashwagandha, reishi, rodiola...), pero que siguen inflamadas por no hacer bien lo básico.

Lo básico es eliminar los alimentos que nos inflaman en exceso, es decir, que tienen un efecto proinflamatorio. Así pues, vamos a procurarnos una buena base antes de preocuparnos por nimiedades.

No tenía pensado escribir este apartado; pretendía empezar con la enumeración de los alimentos más nocivos para tu salud, los que debes eliminar o evitar lo máximo posible (por supuesto, desde la libre elección a partir de la información que te aportaré). Pero creo que es importante que sepas que al eliminar estos alimentos, y al aplicar algunas de las prácticas que aprenderás en este libro, ya estarás siguiendo una dieta antiinflamatoria.

Al final busco ahorrarte quebraderos de cabeza evitando que te mareen con más información. Es simple. Como me gusta decir:

Una alimentación saludable es necesariamente una alimentación antiinflamatoria.

Por lo tanto, no dejes que te confundan con terminología y marketing. Una alimentación saludable siempre es antiinflamatoria. No hay alimentos que desinflamen. Todos los alimentos nos inflaman al comerlos; es una respuesta natural del organismo. El sistema inmunitario se activa en el intestino para echar un ojo y que no entre nada potencialmente perjudicial. Sin embargo, hay alimentos que nos inflaman de más no solo en el momento de la ingesta, sino a medio o largo plazo, por las sustancias dañinas que absorbemos. Retirar estos alimentos o evitarlos al máximo es la base de una alimentación antiinflamatoria.

Productos ultraprocesados

Te seré sincero: casi se me olvida incluir este apartado porque me parece muy obvio, pero que para mí sea obvio no significa que para ti también lo sea. Y, de hecho, es importantísimo.

Nada nos daña y nos inflama más que los productos ultraprocesados. Personifican la combinación maquiavélica del ser humano, que mezcla todo lo peor de cada casa. Los peores aceites vegetales hidrogenados y sin hidrogenar, las peores fuentes de fructosa libre, las peores formas de harinas, cereales y variedades de trigo… Todo esto, sin contar con los compuestos procancerígenos y tóxicos que buscan que estos alimentos sean hiperpalatables, se conserven intactos hasta el final de los días, luzcan brillantes, etc.

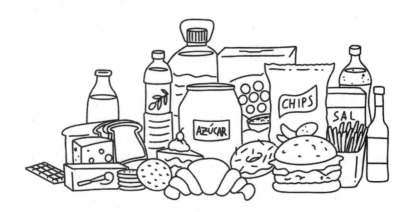

Potenciadores del sabor como el glutamato monosódico, conservantes, lecitinas, E-XXX...: ninguno de estos ingredientes es amigable para tu organismo, te lo aseguro, y combinados suponen una bomba.

Por si no sabes qué son los productos ultraprocesados, se trata prácticamente de todos los comestibles (pues no deberían llamarse «alimentos») que vienen en paquetes: bollería industrial, snacks, cereales de caja, galletas, pizzas, paninis, salsas... Si dudas de si algo es ultraprocesado, piensa que lo es y así te ahorrarás engañarte con ese vacío legal que buscas. ¿A que los alimentos naturales no te generan dudas? Solo tienen un ingrediente. Si en la etiqueta del producto hay más de tres o cuatro ingredientes, considéralo un ultraprocesado y así te quitas de líos.

Nada nos inflama más que estos alimentos, así que no, no tienen cabida en tu alimentación diaria. Y, sinceramente, te recomiendo que tampoco en la semana. Es decir, si vas a salirte de la alimentación saludable, no vayas al McDonald's; cómete una hamburguesa en condiciones. Tampoco ahorrarás tanto, y perderás mucho más en salud. Era importante empezar por este aspecto. Si fallas aquí, no debes preocuparte por cosas más avanzadas. Es simple: no tengas estos productos en casa. No confíes en tu fuerza de voluntad. Esta tiene las patas muy cortas.

Y a lo mejor me dirás: «No es tan fácil, porque mi hijo los come». ¿Quieres darle veneno a tu hijo? ¿En su etapa de desarrollo, que va a marcar su salud el resto de su vida? No eres un mal padre por restringirle estos alimentos a tu hijo. Al contrario, eres un buen padre. La labor de un padre es poner límites, a este y a muchos otros niveles, no ser amigo de su hijo ni caerle bien.

Ahora pasaremos a hablar de algunos alimentos proinflamatorios que forman parte de estos productos procesados. Así terminarás de entender por qué son tan nocivos para tu salud.

Aceites vegetales de semillas

También se conocen como «aceite para coche», y no es broma: poco les falta para ser un aceite industrial. De hecho, este tipo de aceite se utilizaba de manera industrial, pero las ansias de dinero no tienen límites, ni mucho menos escrúpulos. ¿Cómo narices sacas aceite de una semilla de girasol? Hace un tiempo alucinaba cuando veía a la gente corriendo a comprar aceite de girasol por «la guerra». Y yo en plan: «Estúpidos, si os están haciendo un favor».

Fuera de coñas, estos aceites, y cualquier tipo de grasa de origen vegetal que requiera un procesamiento mayor que el prensado en frío, como la margarina, son veneno para nuestro organismo. La margarina es una grasa trans, más nociva incluso que estos aceites vegetales de semillas de los que te voy a hablar.

El problema de estos aceites radica en la composición de sus ácidos grasos, que consisten prácticamente en ácidos grasos omega 6. Estos omega 6, pese a que resultan condicionalmente esenciales (junto con los omega 3), son proinflamatorios.

En el organismo debería existir un equilibrio entre la cantidad de omega 3 y de omega 6. Uno favorece el proceso antiinflamatorio, el omega 3, y el otro el proceso proinflamatorio, el omega 6. ¿Eso quiere decir que el omega 6 es malo *per se*? No, para nada. Es importante para que se orqueste la respuesta inflamatoria de nuestro organismo. La inflamación no es mala; lo que es malo es el exceso de inflamación. Para que lo entiendas, son como el yin y el yang, opuestos pero necesarios.

La alimentación debería aportarnos ambos en pequeñas proporciones. Si nos alimentásemos únicamente de alimentos naturales y de animales que comen lo que deben comer, no tendríamos que preocuparnos por estos dos ácidos grasos, ya que en la naturaleza se encuentran equilibrados. Sin embargo, comemos animales alimentados de cereales. Esto da lugar a que la composición de sus ácidos grasos se desequilibre hacia el omega 6 y que no aporten omega 3.

Pero esto no es lo peor. Ojalá el único exceso de omega 6 viniese de aquí; sería un mal menor. El problema es que todos los productos que compramos en el supermercado están repletos de estos aceites cargados de omega 6; vamos a un restaurante y nos cocinan con gran cantidad de estos aceites, que son más baratos; y, por si fuera poco, en casa los utilizamos pensando que son saludables para el corazón.

De una ratio entre omega 3 y omega 6 que debería ser de 1:1 (en la actualidad es aceptable una ratio 2:1 o 3:1 en favor de los omega 6) y en pequeñas proporciones, tenemos una ratio que en el mejor de los casos se encuentra en 1:15, y que normalmente es de 1:26. ¿Qué significa esto? Un entorno metabólico proinflamatorio.

Entendiendo el problema del exceso de omega 6

Empecemos hablando con propiedad. No son omega 6; son ácidos grasos poliinsaturados omega 6. Los omega 3 también son poliinsaturados. Y en esta poliinsaturación es donde se encuentra el problema cuando están presentes en exceso en el organismo.

Sin querer profundizar mucho, debemos entender que los ácidos grasos son cadenas de carbono a las que se unen átomos de hidrógeno. Estas cadenas de carbono pueden estar saturadas si todos sus carbonos se acoplan mediante un enlace simple (grasas saturadas, ¿te suenan?) y pueden no estarlo. Si solo tienen un carbono con un enlace doble en vez de simple, se los denomina «ácidos grasos monoinsaturados». Y si tienen más de un enlace doble serán poliinsaturados, como los omega 6.

Sin entrar en complejidades de química, lo único que necesitas entender es que un enlace doble no es un enlace estable. Por tanto, el ácido graso con enlaces dobles será inestable, y más cuantos más enlaces dobles tenga.

Pero inestable ¿ante qué? Ante la oxidación. ¿Te suena el concepto «radicales libres»? Son especies de oxígeno reactivas (ROS por sus siglas en inglés: Reactive Oxygen Species). Si hay oxígeno, hay radicales libres; tan natural como la vida misma. Y en el organismo hay bastante oxígeno. Lo introducimos en cada inhalación.

Se trata de grupos de hidrógeno sueltos por el organismo y que van atacando todo lo que se encuentran. No es tanto que ataquen como que están sueltos y quieren unirse a otros átomos; no les gusta estar solos. Son como un soltero desesperado en una discoteca a las cuatro de la mañana. ¿Y cuál es uno de sus objetivos favoritos? Los enlaces dobles de los ácidos grasos poliinsaturados. Al ser más inestables, suponen un blanco fácil. Al igual que nosotros, los radicales libres siguen la ley del mínimo esfuerzo. Cuando atacan ese enlace doble e inestable, en la estructura del ácido graso se produce un daño que se conoce como «estrés oxidativo». Este produce inflamación en el organismo.

Tenemos un sistema antioxidante muy potente que se encarga de contrarrestar el estrés oxidativo y, por tanto, de evitar la inflamación innecesaria. El problema es que este sistema pierde la potencia cuando hay grandes cantidades de omega 6 circulando por el organismo. No es capaz de soportar tanto estrés oxidativo y, así, no puede evitar que se produzca la inflamación.

Así pues, el solo hecho de ingerir una comida cargada de aceites vegetales de semillas (altos en omega 6) nos inflama enormemente. Esta inflamación hace que nuestras partículas de colesterol se dañen (se oxiden), no puedan ejercer su función y se acumulen poco a poco en la circulación, depositándose en las paredes de las arterias. No solo este factor daña o corrompe el colesterol; otro muy importante son los niveles elevados de glucosa en sangre.

Como vemos, el colesterol no es el problema siempre y cuando tengamos unos niveles de inflamación normales. Se trata de una molécula esencial para la vida y muy beneficiosa para nosotros.

Por concretar, el solo hecho de comer una vez una cantidad elevada de omega 6 como la que nos aportan estos aceites, y ya hemos visto que pasarse es facilísimo, aumenta mucho la inflamación. Sin embargo, esto no se queda aquí. La composición de nuestras reservas de grasa viene dada en función del tipo de ácidos grasos que ingerimos. Por lo tanto, si llevamos muchos años consumiendo en exceso estos aceites vegetales de semillas, nuestras reservas de grasa estarán plagadas de omega 6. Y esto quiere decir que las reservas de grasa producirán constantemente inflamación al liberar estos ácidos grasos.

Un dato importante: un requerimiento indispensable para que muchas personas pierdan grasa de manera significativa será reducir sus niveles de inflamación cambiando la composición de sus ácidos grasos almacenados. Es decir, tendrán la misma cantidad de grasa, pero de un tipo menos proinflamatorio. Más adelante veremos cómo hacerlo. La composición actual de tus ácidos grasos refleja cómo te has alimentado en los tres últimos años, así que paciencia. No esperes solucionar en un año una conducta errónea mantenida durante diez años. ¿Por qué? Porque el daño sobre tu metabolismo se acumula. Tardarás mucho más en perder peso que una persona que tenga tus mismos kilos pero los haya ganado en tan solo un año. Primero sana el metabolismo, y empezarás a perder grasa velozmente.

Azúcar

El azúcar es un tóxico. En este apartado nos referiremos al azúcar de mesa (el de cristalitos blancos) y a las diferentes variedades industriales que se venden como más saludables, pero que de saludable tienen poco. Siguen siendo azúcar: sirope de agave, azúcar moreno, azúcar de caña, miel procesada (la barata del supermercado)… Aunque la miel natural tenga propiedades interesantes, recuerda que el 78 % de su composición sigue siendo azúcar. Que sea natural no la convierte en buena. Tendrá su momento. Lo mismo pasa con el zumo de naranja, que luego veremos. Que sea natural no tiene por qué significar que sea bueno.

Otras formas de azúcar de las que debemos estar advertidos son las que nos cuelan en los productos del supermercado. Y no te creas que tiene que ser un producto procesado fácil de identificar. Nos cuelan estas formas de azúcar en cosas como un brik de tomate, un fiambre, «quesos» que no son quesos. Si tienes curiosidad sobre todos estos nombres con los que se camufla el azúcar, busca en Google: «diferentes denominaciones del azúcar en los ingredientes».

Comer azúcar nos inflama de forma directa. El cuerpo lo identifica como un tóxico. El azúcar es neurotóxico porque produce daños en la función cerebral, en su funcionamiento y en los circuitos de recompensa. Por todos es sabido ya (o debería serlo) que el azúcar es más adictivo que la cocaína. Esto es un hecho demostrado científicamente.[41]

Y es que el azúcar no solo nos inflama *per se*, sino que también aumenta la inflamación por otras vías. Comer azúcar supone un pico de glucosa en sangre. El organismo detecta las subidas abruptas de los niveles de glucosa como una amenaza. Y cuando hay amenaza ¿qué se activa? El sistema inmunitario. Por ende, más inflamación.

Los niveles elevados de glucosa en sangre dan lugar a un fenómeno que se conoce como «glicosilación (o caraamelización) de proteínas». El azúcar envuelve las proteínas en circulación (y recuerda que cada célula del organismo es una proteína), impide su función y las daña. De nuevo, un daño en una estructura significa inflamación. ¿Te suena la denominación «hemoglobina glicosilada» (HbA1c) en las analíticas? Es el principal marcador utilizado para detectar estados de diabetes o prediabetes. Por si alguien lo dudaba aún, la diabetes la causa el azúcar y el exceso de carbohidratos, no la grasa.

También es importante mencionar el daño que producen los niveles elevados de azúcar sobre el endotelio vascular (en los vasos sanguíneos). El azúcar por sí solo, y la propia inflamación provocada por este, daña tus vasos sanguíneos, haciendo que se endurezcan y que realicen peor su función. ¿Sabes qué significa el endurecimiento de los vasos sanguíneos? Hipertensión. Vaya, tampoco era la sal la culpable, sino, de nuevo, el azúcar.

Por último, vamos a hablar de lo que ocurre en las mitocondrias cuando entran grandes cantidades de azúcar de golpe en la circulación sanguínea. Las mitocondrias son las centrales energéticas del organismo. Son la parte de la célula que se encarga de producir energía, por lo que resultan de gran importancia.

De tu salud mitocondrial dependen la salud de tu organismo y tus niveles de energía.

Cuando los niveles de azúcar en sangre se elevan mucho, irrumpe una gran cantidad de glucosa del torrente sanguíneo en la mitocondria. Recuerda: los niveles elevados de azúcar en sangre son tóxicos, y para tu organismo es prioritario volver a unos niveles estables. Esta sobrecarga de glucosa en la mitocondria provoca un colapso.

Imagina una cadena de montaje donde las piezas llegan a un ritmo adecuado para que cada trabajador tenga tiempo de realizar su parte del proceso y pasar la pieza al siguiente, el ritmo perfecto para que cuando llegue una nueva pieza ya hayan terminado con la anterior. Ahora imagina que se produce un fallo en los sistemas y las cintas empiezan a circular al doble de velocidad. Los trabajadores intentan por todos los medios sacar el trabajo en la mitad de tiempo, pero se vuelve imposible. Como resultado, se van acumulando piezas sueltas, productos sin terminar; los trabajadores ya no tienen espacio ni siquiera para completar una parte del proceso. Hay una montaña de piezas en su sitio. En resumen, un colapso.

Pues lo mismo ocurre en tus mitocondrias. ¿Y cuáles son las piezas que se acumulan y causan problemas? Los radicales libres. Las mitocondrias producen un exceso de ellos, y ya sabes cuáles son las consecuencias. De nuevo, un aumento de la inflamación.

Ya hemos visto todas las razones por las que el azúcar, por sí mismo o de manera indirecta, es capaz de aumentar los niveles de inflamación. Ahora profundizaremos un poquito más.

Fructosa libre

El azúcar de mesa y las variedades antes mencionadas se componen de dos moléculas en diferentes proporciones: glucosa y fructosa. Por ejemplo, el azúcar de mesa tiene una proporción de 50/50 de glucosa y fructosa, mientras que el jarabe de maíz de alta fructosa, tal y como su nombre indica, tiene una proporción de 45/55 en favor de la cantidad de fructosa.

Ya hemos hablado de los niveles de glucosa. Debemos entender que en la circulación sanguínea solo hay glucosa. Las células no pueden metabolizar la glucosa y por eso va directa al hígado, donde debe metabolizarse por completo.

¿Cuál es el problema con la fructosa? En pequeñas cantidades, ninguno. Si te comes una fruta, con su aporte de glucosa y fructosa y su envoltorio de fibra y otros elementos, esa pequeña cantidad de fructosa se libera poco a poco en el hígado, donde se metaboliza sin problemas. Si la cantidad es normal, esta fructosa se convertirá sobre todo en glucógeno (varias moléculas de glucosa unidas) para rellenar los almacenes de glucógeno hepático (del hígado), y una mínima parte se convertirá en triglicéridos y ácido úrico.

Sin embargo, en grandes cantidades y sin ese aporte de fibra, como ocurre en el caso del azúcar de mesa y más aún en ese jarabe de maíz de alta fructosa que es el azúcar barato utilizado en los productos procesados, esta fructosa produce, como pasaba en las mitocondrias, un colapso en el hígado. Recuerda que toda la fructosa debe metabolizarse en el hígado. Si llega un poquito a un ritmo decente, bien; de lo contrario hay problemas. Si llega una carga elevada, se produce inflamación por el exceso de estrés impuesto sobre este órgano. Y ocurre que, para hacer frente a esta sobrecarga, el hígado empieza a dar salida a esa fructosa por todos los medios que tiene a disposición: la convierte en ácido úrico y triglicéridos.

Vaya, ¿que el exceso de ácido úrico no lo produce el marisco? ¿Que mis niveles de triglicéridos altos en sangre no son por consumir grasa? Una vez más, ya ves cómo van encajando las piezas del puzle.

Este exceso de triglicéridos que se produce en el hígado tiene dos efectos. En primer lugar, genera un tipo de «colesterol» especial para transportarlos. Sin embargo, no es colesterol lo que se genera; son lipoproteínas transportadoras de colesterol.

Los mal llamados «colesterol bueno» y «colesterol malo» por tu médico (HDL y LDL, respectivamente) son lipoproteínas que transportan triglicéridos y colesterol. El tipo de molécula que se produce en el hígado para transportar los triglicéridos formados a partir de la fructosa es el VLDL (igual te suena de las analíticas), una molécula de muy poca densidad que, cuando se ve dañada en circulación por la inflamación o el exceso de glucosa, como hemos comentado, es de las más problemáticas para el sistema cardiovascular.

En segundo lugar, muchos de esos triglicéridos ni siquiera llegan a salir del hígado; se almacenan allí mismo. Esto, con el tiempo, da lugar a la condición conocida como hígado graso no alcohólico, un hígado cargado de grasa que no puede realizar su función. Por eso se dice que la más peligrosa es la grasa visceral, la que se almacena alrededor de los órganos. Así pues, un hígado graso es un precursor de la inflamación y, además, se vuelve resistente a la insulina. Y esta resistencia a la insulina en el hígado suele convertirse con el tiempo en resistencia a la insulina en todo el organismo (diabetes tipo 2).

La diabetes tipo 2 siempre va acompañada de grandes niveles de inflamación. ¿Aumenta la resistencia a la insulina los niveles de inflamación o es la inflamación la que favorece la resistencia a la insulina? Pues las dos son ciertas. Se retroalimentan.

Como ves, la fructosa es la parte más peligrosa del azúcar. La glucosa es más común y menos nociva para el organismo (luego veremos los posibles problemas que conlleva). Por ejemplo, la patata, el arroz y el boniato contienen glucosa.

Por lo tanto, debemos identificar dónde se encuentra esa fructosa en grandes cantidades y, además, sin ese aporte de fibra:

- En los productos ultraprocesados.
- En los refrescos. Son uno de los peores venenos para el cuerpo, una carga de fructosa brutal.
- En los zumos de frutas. Sí, tu zumo de la mañana, que contiene la fructosa libre de tres naranjas (más cantidad incluso que la que contiene una Coca-Cola), no es una opción saludable. Es una bomba de fructosa para el hígado. Nada tiene que ver comerte una naranja con tomarte un zumo de naranja.

Aléjate de la fructosa libre y del exceso de fructosa en general. Comer cinco piezas de fruta al día es algo desproporcionado. Si lo es en un organismo con el hígado sano, imagínate si lo tienes un poco dañado.

Carbohidratos refinados

A los carbohidratos en general se los denomina «azúcares». Creo que es importante que cuando pienses en carbohidratos (dejando fuera las verduras, cuyo aporte casi exclusivo son fibra, vitaminas y minerales, y apenas energía) los concibas como un tipo de azúcar. Por supuesto, una patata no es tan nociva como el azúcar blanco, pero debes saber que aporta grandes cantidades de glucosa (azúcar, al fin y al cabo). Por lo tanto, tomada sin criterio puede elevar enormemente los niveles de glucosa y producir algunos de los efectos que comentábamos antes.

La patata no es un carbohidrato refinado, descuida. Ahora vamos a hablar de cuáles son los principales carbohidratos refinados y de los problemas que provocan. Piensa que cualquier carbohidrato que no se presente tal y como aparece en la naturaleza es un carbohidrato refinado. Es decir, el arroz blanco es un carbohidrato refinado (aunque es de mis favoritos junto con los tubérculos, ya que no genera problemas intestinales); el pan es un carbohidrato refinado; la pasta (macarrones, fideos, espaguetis...) es un carbohidrato refinado; la avena típica de supermercado sin su cáscara es un carbohidrato refinado. Y, por supuesto, todas las harinas son carbohidratos refinados.

¿Cuáles no lo serían? Tubérculos como la patata, el boniato (batata), la yuca, algunas variedades de cereales salvajes muy difíciles de encontrar, como el trigo sarraceno, o frutas...

El problema de los carbohidratos refinados es que son alimentos vacíos, que han sido desprovistos de todos sus micronutrientes (vitaminas y minerales) y de la fibra, y que apenas poseen aminoácidos esenciales ni ácidos grasos. Por lo tanto, aportan poco a nivel nutricional. Otro grave problema es que elevan desproporcionadamente los niveles de glucosa en sangre. Son los que he denominado en algunos casos «carbohidratos engordadores».

Al estar desprovistos de su fibra y del resto de los componentes, se absorben a una velocidad de vértigo en el intestino y descargan todo su contenido en glucosa de golpe en el torrente sanguíneo. En algunos casos, a mayor velocidad que el propio azúcar. Si has leído con atención, ya eres consciente de los efectos negativos de elevar súbitamente los niveles de glucosa.

Además, esta clase de carbohidratos son capaces de incrementar muchísimo los niveles de insulina, con lo que promueven el almacenamiento de grasa tras su ingesta y durante las horas siguientes.

Ya hemos hablado de cómo el hígado transforma el exceso de fructosa en grasa. Pues bien, ante cantidades de glucosa tan elevadas como las que proporcionan los carbohidratos refinados, y en un metabolismo poco activo y sin una potente masa muscular, el hígado también transformará este exceso de glucosa en grasa, lo que dará lugar a los mismos problemas de hígado graso y resistencia a la insulina hepática.

Por lo tanto, aléjate de los carbohidratos refinados todo lo que puedas. No solo para reducir la inflamación, sino porque te harán almacenar mucha más grasa que cualquier otro alimento.

Gluten

La mayoría de las personas consumen el gluten de productos de trigo, pero el gluten también se encuentra en otros cereales como el centeno, la cebada (cerveza), la espelta, el kamut y el bulgur. Y, ojo, en la mayor parte de las «avenas» que te encuentras en el supermercado hay gluten por contaminación cruzada en las fábricas. Aunque la avena no contiene gluten de por sí, contiene avenina, una proteína con efectos muy similares.

El gluten es nocivo para las personas. Sobre todo, el gluten moderno, que nada tiene que ver con el que se consumía hace cien años. Se trata de una molécula que no somos capaces de digerir, por lo que causa problemas digestivos. Lo mínimo que te provocará son digestiones difíciles y un aumento de la inflamación. Es el causante de que después de las comidas de fin de semana cargadas de pan y cervezas estés como una pelota de playa durante dos o tres días.

Sin embargo, esto es solo lo mínimo. En la mayoría de las personas, si no al principio, con el tiempo, su consumo crónico provoca un aumento de la permeabilidad intestinal. Esto significa que el intestino se convierte en un coladero por el que no solo entran los nutrientes que necesitas, sino también toda clase de sustancias o proteínas de gran tamaño que generan problemas tales como el desarrollo de enfermedades autoinmunes y la inflamación sistémica de bajo grado. Además, la permeabilidad intestinal supone también una inflamación constante del tubo digestivo.

Si no vas a eliminar todos los carbohidratos refinados (por ejemplo, no creo que sea necesario en todos los casos retirar el arroz; solo reducir su consumo y saber cuándo y cómo incluirlo), sí creo vital que elimines el gluten de tu alimentación y que lo restrinjas a un consumo muy puntual cuando comas fuera; por ejemplo, el pan de una hamburguesa.

Es un cambio tan notorio que ninguna persona que prueba a retirarlo durante dos o tres semanas vuelve atrás.

Algunos profesionales te dirán que, si no tienes intolerancia o sensibilidad, no debes eliminar el gluten de tu alimentación. Bueno, yo te digo que la experiencia con miles de personas y la mía propia cuentan todo lo contrario. Además, se trata de gluten (que no aporta nada desde el punto de vista nutricional) contenido en carbohidratos refinados (que tampoco aportan más que problemas), por lo que no pienses que te generarás deficiencias nutricionales.

La clave para entender la sensibilidad al gluten es que puede afectar a cualquier órgano del cuerpo aun si el intestino delgado permanece indemne. De hecho, las personas sensibles al gluten pueden tener problemas en la función cerebral y no presentar dolencias gastrointestinales de ningún tipo.

El gluten es adictivo. Y esto lo saben las grandes empresas alimentarias (además de que da una consistencia mucho más apetecible a las comidas). El gluten se descompone en el estómago en una mezcla de polipéptidos que pueden atravesar la barrera hematoencefálica. Una vez que tienen acceso al cerebro, son capaces de adherirse a los receptores de morfina para producir una sensación de éxtasis. A estos polipéptidos se los denominó «exorfinas» (componentes exógenos similares a la morfina). Cuando se bloquea el efecto o no se consumen alimentos productores de exorfinas, algunas personas experimentan una sensación de abstinencia muy característica.

Lácteos de vaca y legumbres

No sabía si hablar de este tema, pues, si no se aborda en profundidad, puede crear mucha polémica, y no es lo que quiero. Aun así, voy a dar lo mejor de mí para tratar de resumirlo al tiempo que lo explico de la mejor manera posible.

Estos dos grupos de alimentos, lácteos de vaca y legumbres, son potencialmente problemáticos. Recomiendo sobre todo su retirada temporal si tienes problemas intestinales de base. Notarás una enorme mejoría en la sintomatología y menos inflamación e hinchazón.

Los lácteos de vaca que consumimos hoy en día son pasteurizados, con lo que pierden gran parte de sus nutrientes y enzimas. Esto, ya de por sí, parece un problema, pues cuando las personas a las que les sienta mal la leche pasteurizada consumen una leche cruda no suelen tener dificultades. El problema de estos lácteos de vaca viene de una proteína, la beta-caseína A1, que se ha visto que causa permeabilidad intestinal e inflamación.[42] Por otro lado, muchas personas han perdido la capacidad de digerir bien la lactosa de la leche por su predisposición genética y, sobre todo, por los desequilibrios de la microbiota que sufrimos hoy en día.

Dados estos dos aspectos, es una buena decisión que las personas con problemas intestinales eviten estos lácteos de vaca, sobre todo la leche pasteurizada. Por experiencia, también te diré que a muchas personas que no tienen problemas intestinales tampoco les sientan bien. Además, por si fuese poco, la leche contiene casomorfinas (otras exorfinas), que también tienen ese efecto adictivo en el cerebro del que hemos hablado antes, lo que, sumado al propio azúcar de la leche, lo vuelve un alimento bastante adictivo.

Recomiendo consumir lácteos de cabra y oveja que no tienen la beta-caseína A1, sino la A2, que parece no provocar problemas intestinales, y hacerlo en sus formas más curadas. Quesos de vaca a partir de leche cruda, como el parmesano, tampoco generan problemas.

Con respecto a las legumbres... (estos puntos suspensivos dramáticos son para santiguarme antes de recibir los palos que me van a caer), son un alimento muy sobrevalorado. Ya hemos hablado de la proteína vegetal, pero ahora abordaremos los antinutrientes presentes en ella. Se trata de moléculas que impiden la absorción de otros nutrientes en el intestino, y las legumbres los tienen a montones. Con el proceso de cocinado y remojado que empleamos, pierden la mayor parte de los antinutrientes (aunque no todos), pero la mala noticia es que también pierden la mayor parte de los nutrientes que se supone que nos aportan.

Son alimentos muy problemáticos para el intestino. Por todos son conocidos los famosos gases de las legumbres. Pues he de decirte que, pese a que puedan resultar muy graciosos (no para las personas que conviven contigo), son un síntoma de una mala digestión. Las legumbres generan digestiones muy pesadas; no las digerimos bien, y por tanto pueden favorecer la permeabilidad intestinal y la inflamación.

Esta es la razón por la que recomiendo enormemente que las personas con problemas intestinales las retiren de su dieta durante un tiempo. Las mejoras serán notables. Como siempre digo, aunque no se trate de un alimento recomendable u óptimo, si no tienes problemas intestinales y no puedes vivir sin tu plato de lentejas, no pasa nada si las comes una o dos veces por semana en el contexto de una alimentación densa nutricionalmente (veremos qué es).

Estos dos grupos de alimentos no destrozan tu salud como los anteriores, pero me parece necesario incluirlos en este apartado porque pueden empeorarla si los consumes en exceso o si partes de una mala salud intestinal.

Hasta ahora hemos hablado de mitos de la alimentación, de los alimentos que debes evitar y del porqué. Ya tienes parte de lo más importante, pero ahora necesitas saber, conocer y comprender plenamente qué necesita tu cuerpo. Solo si entiendes qué necesita para funcionar podrás alimentarte bien, es decir, nutrirte de verdad.

Síndrome de abstinencia

Quiero prepararte para la sensación incómoda y desagradable que vas a sufrir. Tanto el azúcar como la fructosa libre o los carbohidratos refinados son adictivos.

Cuando los retires de tu alimentación, tu cuerpo te los pedirá durante tres o cuatro días. Y puede que experimentes alguna sensación incómoda, como mareos, bajones de energía, debilidad, dolor de cabeza…

Es algo transitorio. Debes ser fuerte y aguantar. Después, todo volverá a la normalidad. Estos efectos pueden limitarse enormemente si durante esos días aumentas el consumo de agua y de sal. También es importante consumir la suficiente cantidad de grasa, ya que, si quitamos al organismo la que era su principal fuente de energía y no le damos otra en su lugar, será muy difícil tolerar el proceso.

5

¿Qué necesita tu organismo de los alimentos para funcionar bien?

En esta pregunta está la clave; no hay que pensar en alimentos o platos saludables, sino saber qué necesita extraer tu cuerpo de los alimentos para funcionar bien. De esta manera podrás saber cuáles son los más nutritivos.

Aminoácidos esenciales

Ya hemos hablado de los aminoácidos, pero no he llegado a explicarte por qué son tan importantes para el organismo. Ahí está la clave de lo que deseo transmitirte. No es cuestión de comer proteína porque te han dicho que es buena, sino porque sabes las funciones imprescindibles que desempeña en tu cuerpo. Eso es alimentación consciente.

Las proteínas son lo que comemos, el tipo de estructura que está en el alimento. Por ejemplo, la proteína del pollo, el huevo, el pescado, etc. Sin embargo, nuestro cuerpo no necesita proteínas, sino aminoácidos. Los aminoácidos son lo que obtenemos tras digerir las proteínas y lo que utiliza el organismo para sus funciones. De entre ellos, buscamos aportar el mayor número de los nueve aminoácidos esenciales. A partir de estos se pueden formar todas las proteínas del cuerpo, por eso son tan importantes. El proceso es este:

Proteínas en su forma animal o vegetal (que no podemos utilizar) > aminoácidos > formación de proteínas

Ahora necesitas saber cuál es la función de las proteínas. Cumplen principalmente una función estructural. Esto te impresionará: todas las células de tu cuerpo son proteínas. Todas y cada una de ellas. Las de la piel, las del cerebro (neuronas), las de los músculos, las de los órganos...

¿Ves ahora por qué son tan importantes? Constituyen literalmente nuestros ladrillos, nuestro material de construcción. No se trata de un alimento para los que van al gimnasio; eso indica un profundo desconocimiento. Cada célula de tu cuerpo es una proteína. De ahí podemos afirmar la famosa frase «Eres lo que comes». La calidad de tus células dependerá de la calidad y de la cantidad de las proteínas que ingieres cada día.

Tanto si consumes sobre todo proteínas de baja calidad (proteína vegetal) como si ingieres poca cantidad, tu salud estará comprometida. Uno de los síntomas de carencia de aminoácidos esenciales es la debilidad y la falta de energía. Es un patrón común en quienes llevan dietas veganas: les falta energía y presentan poca masa muscular y patrones depresivos.[43,44] NO es un juicio. Es lo que observamos a diario quienes trabajamos con personas en estas situaciones.

Si unimos esto con los patrones depresivos o la constante tristeza, vemos que otra función importantísima de los aminoácidos es la formación de hormonas, neurotransmisores, enzimas y catalizadores. Intervienen en todas las reacciones del organismo, en algunas acelerándolas para que se den al ritmo adecuado para que los procesos del cuerpo sean armónicos, y en otras con una función comunicadora en los procesos. La formación de las famosas hormonas de la felicidad —serotonina, oxitocina y dopamina— no puede llevarse a cabo sin la suficiente cantidad de aminoácidos esenciales. Es decir:

De tu nutrición depende tu felicidad.

Ahí es nada.

No quiere decir que por comer suficientes aminoácidos vayas a ser feliz, pero sí que, si no consumes bastantes y de la calidad suficiente, no podrás experimentar felicidad en un contexto donde normalmente la sentirías.

¿A que ahora ya das más importancia a comer proteínas de origen animal? ¿A que esta información tiene mucho más peso que si te dijese: «Come 1,6 gramos de proteína por kilo corporal. Es muy importante, lo dicen los estudios»? Ahora lo comprendes. Ahora te merece la pena ponerle atención en tu día a día y esforzarte en ello. Ya no lo harás de manera mecánica, sino con convicción y, además, sintiéndolo como un acto de amor propio que reforzará tu autoestima.

Por cierto, cuanto más envejecemos, peor capacidad de absorción de las proteínas tenemos en el intestino, así que las personas ancianas, a diferencia de lo que se podría creer, tienen más necesidades proteínicas que las jóvenes, ya que son menos capaces de extraer sus aminoácidos.

Grasas

Por si no te acuerdas, cuando derribamos el mito de las grasas, las grasas saturadas y el colesterol te hablé largo y tendido de la importancia de las grasas. Era fundamental dar todo el peso posible a mi argumento en ese momento. Puedes volver a leerlo ahora.

De ese argumento se deriva que, dada la importancia capital de las grasas en nuestro organismo, es importantísimo que las aportemos con la alimentación. Recuerda que no cumplen solo una función energética, sino también estructural. Conforman el sustrato para configurar la membrana de todas nuestras células. Aminoácidos y grasas constituyen el esqueleto de las células. Por eso podemos decir que somos proteína y grasa, y que eso es principalmente lo que necesitamos aportar con la alimentación, no carbohidratos. Después hablaremos de ello con mayor profundidad.

¿A que ahora las grasas no parecen tan malas? Incluso puedes sentir que de verdad te estás nutriendo cuando las comes, en vez de sentir miedo como en el pasado. De nuevo, comer grasa es un acto de autocuidado, de amor propio.

Hace tiempo se descubrió que el cerebro de la célula no es el núcleo, sino la membrana. Una célula sin núcleo puede seguir viviendo, pero no sin membrana. Por eso podemos decir con total convicción que de la salud de las membranas celulares dependen la salud y el correcto funcionamiento del organismo. La membrana con una bicapa lipídica permite la comunicación precisa y fluida entre las células, y todos nuestros procesos orgánicos son comunicación entre células.

Necesitamos ácidos grasos en todas sus formas para que las membranas celulares se formen correctamente, entre otras funciones. Al digerir las grasas, obtenemos los ácidos grasos y el colesterol (este, solo en las grasas animales).

Para que las membranas celulares funcionen bien, deben ser al mismo tiempo estables y fluidas. Han de aportar estabilidad a la célula, pero al mismo tiempo permitir que los componentes que posibilitan la comunicación fluyan hacia dentro y hacia fuera.

La estabilidad se la aportan principalmente los ácidos grasos saturados y los monoinsaturados. Lo determina su estructura bioquímica; ya hablamos de este aspecto en el apartado «Entendiendo el problema del exceso de omega 6» (p. 103). Sin querer profundizar demasiado, los enlaces de carbono de los ácidos grasos saturados, como su propio nombre indica, están totalmente saturados. Son enlaces simples, lo que significa estabilidad. No pueden ser presa de los radicales libres que quieren «robar electrones» a todo lo que se encuentran a su paso. Los ácidos grasos monoinsaturados son también bastante estables. En este caso tienen un carbono con un enlace doble, más inestable y foco de los radicales libres.

Los ácidos grasos poliinsaturados, que son aquellos que tienen más de dos enlaces dobles, proporcionan fluidez a la membrana celular. Los más famosos son el omega 3 y el omega 6, que ya hemos comentado. Constituyen, además, los denominados «ácidos grasos esenciales», pues, si no los aportamos con la alimentación, no podemos fabricarlos (ahora te explico por qué considero que el resto también son esenciales). Tienen una gran importancia para nuestro organismo. Sin embargo, son muy inestables a la oxidación por parte de los radicales libres. Por eso debemos consumirlos en pequeñas cantidades y en el máximo equilibrio posible entre ellos.

El colesterol también es importantísimo para la membrana celular, pues lleva a cabo una función equilibradora para que en ciertas condiciones la membrana no se haga ni demasiado rígida ni demasiado fluida.

¿Por qué digo que, para mí, el resto de los ácidos grasos, aparte del omega 3 y 6, también son esenciales? Pues porque hay una diferencia significativa entre aportarlos en grandes cantidades con la alimentación y forzar que nuestro cuerpo los fabrique. Te planteo una situación del día a día para que lo entiendas a la perfección:

En España, lo esencial para vivir mes a mes son mil euros, pero eso te hace vivir con penurias y muy justo; necesitamos a otra persona para alquilar una vivienda. Es decir, mil euros son lo necesario para sobrevivir, pero nosotros no queremos sobrevivir, queremos prosperar. O, como dirían Carlos y Ricardo Stro, queremos supervivir.

Cuando aportamos al cuerpo todos los ácidos grasos en buenas cantidades, este no tiene que destinar recursos a fabricarlos y puede dedicarse a otras funciones mucho más importantes (lo mismo que ocurre con la sal y los riñones). En ese contexto, prosperamos de verdad.

En resumen, tu alimentación debe proporcionar principalmente ácidos grasos saturados, monoinsaturados, omega 3, omega 6 y colesterol. Es una prioridad. Además de su función estructural, las grasas también desempeñan una importante función energética. Los ácidos grasos que emplea nuestro cuerpo para la obtención de energía son básicamente los saturados y monoinsaturados. Los omega 3 y 6 cumplen de manera mayoritaria una función estructural, ya que no son eficientes para el aporte de energía.

Así pues, si los ácidos grasos saturados y monoinsaturados intervienen tanto en la función estructural como en la energética, deben predominar. Dentro de las grasas saturadas, existen las de origen vegetal, como el aceite de coco, y las de origen animal, como el huevo. Solo las grasas saturadas de origen animal vienen acompañadas de colesterol, por lo que es importante que las incluyamos.

Dentro de que deban predominar, han de estar en equilibrio. Aportaremos tanto grasas monoinsaturadas (aceite de oliva virgen extra, aguacate, aceitunas, algunos frutos secos, como las nueces de macadamia, y carne de buena procedencia) como saturadas, de origen animal (yema de huevo, grasa de la carne, mantequilla, quesos) y vegetal (coco, aceite de coco, cacao puro). Y completaremos estas grasas con pequeñas cantidades diarias de esos omega 3 y omega 6. De este último no tenemos que preocuparnos —a no ser que abusemos de semillas (que no recomiendo) o de frutos secos (+30 gramos −40 gramos al día)—, pues con lo que aportan los diferentes alimentos ya incluiremos el suficiente. En cambio, sí hay que pensar en el omega 3. Debemos consumirlo de origen animal a través del pescado azul (sardinas, sardinillas, caballa, melva, salmón...) y de los mariscos y las carnes rojas de pasto, que son los otros alimentos que lo contienen.

Vitaminas, minerales, enzimas, cofactores

Son los conocidos como micronutrientes. No te dejes engañar por la palabra «micro», ya que su importancia es vital y, de hecho, los problemas por deficiencias nutricionales no suelen derivarse de una carencia de macronutrientes, sino de una falta de micronutrientes.

Estos también son esenciales y no podemos fabricarlos. Vienen incluidos en los diferentes alimentos tanto de origen animal como vegetal, pero ya hemos hablado de que los primeros los aportan en mayor cantidad y proporción.

Intervienen en todas las reacciones del organismo, permitiéndolas, facilitándolas y, al mismo tiempo, actuando como factor limitante. Imagina que vas a construir un edificio y que tienes los ladrillos (proteínas) y el cemento (grasas), pero te faltan los obreros. Da igual que los ladrillos y el cemento sean de la mejor calidad; no podrás hacer nada con ellos.

Pues así de importantes son estas vitaminas y minerales. Por ponerte un ejemplo, ya solo tu sistema inmunitario (que podríamos calificar como uno de los más importantes del organismo) depende de que haya la suficiente cantidad de vitaminas D, C, E, A, selenio y zinc, entre otros micronutrientes. A causa de diversos factores, como la predisposición genética; los hábitos; el exceso de estrés, de alcohol y de cafeína; el ambiente cargado de tóxicos; los suelos pobres en minerales en los que se cultivan las verduras; las dietas de los animales, a base de trigo; y el excesivo consumo de carbohidratos refinados y azúcar, que fuerza unos niveles elevados constantes de glucosa, nuestra sociedad presenta fuertes deficiencias de micronutrientes. Estas se hacen aún más evidentes a partir de los cuarenta años, cuando ya hemos barrido con las reservas de la juventud. A partir de este momento puede ser muy recomendable aportar una suplementación adecuada a las circunstancias personales, siempre y cuando se cumplan los otros aspectos que veremos en este libro.

No puedo hablar de suplementación recomendada sin conocerte. Está en tu mano acudir a un profesional cualificado o seguir investigando sobre este tema por tu cuenta.

Dosis diarias recomendadas

Cuando hablemos a continuación del concepto de densidad nutricional, tendrás claro cómo aportar las vitaminas y minerales —los micronutrientes esenciales— con tu alimentación, pero quiero aprovechar este apartado para trasladarte una información que será complicado que encuentres en algún sitio.

Las DDR son las cantidades mínimas de micronutrientes que debes suministrar a diario para no morir de una enfermedad carencial. Por suerte, enfermedades como el escorbuto (deficiencia de vitamina C) o el beriberi (deficiencia de tiamina o vitamina B1) ya no se observan en las sociedades modernas. Sin embargo, hemos caído de nuevo en el mismo error de concepto: identificar las cantidades mínimas con las óptimas. Las cantidades mínimas nos permiten sobrevivir, y justitos. Queremos cantidades que nos permitan prosperar o «supervivir», y son muy superiores a las DDR. Se estima que podrían ser incluso diez veces superiores.

Quiero presentarte rápidamente un concepto conocido como «triaje vitamínico», el cual debemos al científico Linus Pauling. Igual que en los hospitales, cuando hay un accidente multitudinario, se lleva a cabo un triaje entre los muchos heridos para valorar qué personas requieren atención urgente, cuáles necesitan atención para salvarse pero pueden esperar, y cuáles no necesitan atención para salvarse por mucho que precisen ayuda, en el organismo ocurre algo parecido. Voy a ponerte el ejemplo de la vitamina C para que entiendas por qué las DDR son muy insuficientes.

Cuando el cuerpo solo dispone de las cantidades mínimas de vitamina C, hace un triaje. ¿Cuál es su función más urgente? La relativa al sistema inmunitario. ¿Cuál es la acción vital, pero que puede esperar? La función antioxidante. ¿Cuál es la función no necesaria para la supervivencia? La reparación del endotelio vascular, de las arterias.

La función más importante puede ser la última, ya que, si no se produce esa reparación del endotelio, pese a que el colesterol pueda hacer de sustituto y acudir en la ayuda para tapar esa microrrotura en la arteria (culpar al colesterol por encontrarlo en las arterias tras una autopsia es el equivalente a culpar a los bomberos de un incendio porque siempre los encontramos donde se produce el fuego…), existe un riesgo de aterosclerosis; no inmediato, pero sí a medio o largo plazo.

Si solo tomamos las cantidades mínimas de vitamina C, vamos a sobrevivir, pero ¿a qué precio? Por eso no queremos conformarnos con las dosis diarias recomendadas.

Energía

¡La energía es vital! Somos energía. De hecho, el objetivo de todas las reacciones del metabolismo es producir energía en la célula, ya que, si esta tiene energía, llevará a cabo las funciones para las que está diseñada.

Por lo tanto, es importantísimo aportar energía con la alimentación, incluso aunque tengamos que perder grasa. Ese es el error de muchas personas: recortar en exceso la energía de su alimentación. El cuerpo tiene un problema para acceder a las reservas de grasa. De hecho, el proceso de la lipólisis, por el que quemamos grasa, requiere energía. Fabricar las hormonas que nos permiten perder grasa requiere energía. Y así sucesivamente. Si no aportas energía a tu metabolismo, estás condenándolo.

El metabolismo basal es la cantidad de energía que gasta el cuerpo en un día en condiciones de reposo total. El metabolismo basal supone el mayor gasto de energía en el día a día; el ejercicio o el movimiento diario implican mucho menos gasto de lo que pensamos.

¿Te puedes creer que hay personas que comen mucho menos de lo que consume su metabolismo basal y llevan a cabo jornadas de trabajo estresantes, sumadas a las obligaciones familiares y al intento de hacer algo de ejercicio? Entenderás ahora cómo un organismo con tantas deficiencias y bajo tanto estrés se niega, categóricamente, a perder grasa.

La pregunta inteligente sería: ¿qué nos aporta energía? Veamos...

Dejaremos de lado las proteínas, pues, aunque pueden aportárnosla, el cuerpo solo las utilizará para esta función en situaciones de carencia de los otros dos macronutrientes o cuando haya un importante exceso de estas en nuestra dieta. Son un macronutriente muy poco eficiente para la obtención de energía y muy importante para la función estructural;

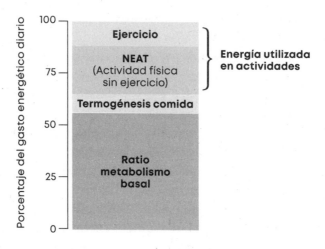

no podemos contar con ellas para el suministro de energía. De hecho, la metabolización de la proteína es muy costosa; gasta energía. Descomponer la proteína en aminoácidos requiere energía, y ensamblar de nuevo las proteínas que necesite el organismo a partir de esos aminoácidos requiere más. Por lo tanto, en la práctica, no son fuente de energía.

Los dos macronutrientes que nos aportan energía son los carbohidratos y las grasas. Antes de seguir adelante, te insto a releer el apartado «Razonamiento básico sobre los dos combustibles» (p. 93).

Si has comprendido el apartado anterior, sabrás que tienes que suministrar sí o sí cierta cantidad diaria de grasa. Es vital porque interviene en la estructura del organismo. Pero la grasa, como acabo de comentarte, también aporta energía. Entonces, tenemos un macronutriente con doble función. Sigamos.

Los carbohidratos, en cambio, ejercen una función principalmente energética. Si tenemos en cuenta, por tanto, que las grasas tienen una doble función y los carbohidratos solo una, y pensamos también en el razonamiento de los dos combustibles, con el que te explicaba por qué las grasas deben ser nuestro principal sustrato energético, podemos extrapolar que estas últimas son mucho más importantes para el organismo. Ojo, no digo que los carbohidratos no sean importantes. Este es otro error en el que caemos últimamente. Solo trato de describirte el diseño del cuerpo humano. Más adelante pondremos esta información en práctica y sabremos cómo aplicarla.

Quiero que entiendas que la energía es fundamental para el organismo. Llámalo «energía» o llámalo «kilocalorías». No me gusta usar esta palabra, pues puede llevarnos de nuevo a abordajes basados en contar kilocalorías, por los cuales no abogo. Veremos que es distinto aportar la misma cantidad de energía (kilocalorías) a través de las grasas, los carbohidratos o, por supuesto, los productos ultraprocesados. También quiero que entiendas que tu cuerpo cada día tiene necesidades diferentes. Puede ser que algunos días consumas muy poca energía y esté bien, y otros consumas mucha energía y también esté bien.

Por lo tanto, lo importante no es la energía en sí, sino de dónde proviene y si nos permite tener bien reguladas las señales de hambre y saciedad. Así le daremos a nuestro cuerpo lo que nos pide cada día y, sobre todo, se lo daremos sin miedo.

SEGUNDA PARTE

Aplicación de la alimentación consciente

6

Densidad nutricional

Vas a conocer uno de los conceptos más importantes que tener en cuenta, uno que revolucionará tu visión de la alimentación y determinará tu proceso de nutrición.

La densidad nutricional hace referencia a la cantidad de nutrientes esenciales que nos aporta un alimento con relación a su tamaño.

Para que te hagas una idea, un alimento nutricionalmente denso es aquel que, pese a su escaso tamaño, te aporta una grandísima cantidad de aminoácidos esenciales, ácidos grasos, vitaminas y minerales.

¿Cuál debe ser el principal objetivo de tu alimentación, sean cuales sean tu situación y tus objetivos? Aportar la mayor densidad nutricional posible en tu día a día.

Si el objetivo de la alimentación es nutrir el organismo, aportar la mayor proporción de los alimentos que más nutren parece una buena idea, *a priori*. Y lo es. Esto es alimentación consciente: conocer, en primer lugar, tu objetivo al alimentarte.

Aprende a identificar los nutrientes que posee cada alimento

«Alimentación consciente» significa conocer qué te aporta cada alimento. Al principio puede requerir un esfuerzo, pues te obliga a aprender ciertos conceptos y prestar atención, pero paga enormes dividendos a largo plazo. Piensa que seguirás comiendo los mismos alimentos toda la vida; no es que cada año tengas que aprender nuevos alimentos y sus nutrientes. Es algo que deberían enseñarnos en la escuela.

Este aprendizaje ya podría acercarse más a lo que significa saber alimentarse. Muchas personas tienen interiorizado que aprender a alimentarse equivale a conocer cuántas kilocalorías y macronutrientes nos aportan los alimentos, pero no es así. Eso tiene poco que ver con saber alimentarse.

Ya hemos hablado de las kilocalorías... Tratarlas todas por igual es un grandísimo error. Puedes estar más sano y perder grasa consumiendo 2.500 kilocalorías provenientes de una alimentación saludable y densa nutricionalmente, y, en cambio, ganar grasa y perder salud con una alimentación de 1.800 kilocalorías que proceden de productos ultraprocesados.

Por otro lado, los macronutrientes son también un concepto muy vago... Nada tienen que ver 100 gramos de proteína animal con 100 gramos de proteína vegetal. Nada tienen que ver 100 gramos de grasa de aceites vegetales de semillas con 100 gramos de aceite de oliva virgen extra. Y lo mismo: nada tienen que ver 100 gramos de carbohidratos provenientes de zumos de frutas con 100 gramos procedentes de boniato, patata o trigo sarraceno.

Lo macro no nos sirve. Debemos profundizar, saber qué tipo de nutrientes nos aportan esos «macros». Además, tal y como me gusta decir:

Estamos en el negocio
de los micronutrientes.

La prioridad es identificar los micronutrientes que contienen los alimentos (vitaminas, minerales, enzimas y otros cofactores), pues de ahí se derivan nuestras mayores deficiencias. No solemos tener carencias de macros, sino de micronutrientes. Así pues, al ver un alimento, por ejemplo, las aceitunas, debemos saber de dónde provienen sus gramos de grasa (macronutriente). En este caso, principalmente nos aportan grasas monoinsaturadas. Y también debemos saber, aunque sea *grosso modo*, si es un alimento con buen contenido de micronutrientes. En este caso tenemos una buena cantidad de polifenoles con efecto antioxidante.

Con esta información, la nutrición se convierte cada vez más en un acto de amor propio. Sientes con todo tu ser que con lo que comes te das lo que necesitas.

¿Cuáles son los alimentos
más densos nutricionalmente?

O podríamos decir, por tanto, si hemos comprendido lo anterior:

¿Cuáles son los alimentos que conformarán la base de nuestra alimentación?

Estamos de acuerdo, ¿no? Si tenemos claro que el objetivo de la alimentación es aportar la mayor cantidad de nutrientes junto con la cantidad suficiente de energía diaria, coincidiremos en que los alimentos que más nutrientes nos aportan deben ser la base de nuestra alimentación.

Lo digo porque voy a hacer una afirmación que posiblemente te choque y que se opone a la «narrativa popular» de hoy.

Los huevos, la carne y el pescado deben ser la base de tu alimentación.

¿Por qué? Pues porque los huevos, la carne y el pescado (aquí incluiríamos todos los productos del mar) son los alimentos con mayor densidad nutricional. Y, de nuevo, no es que lo diga yo, no forma parte de una dieta que yo promueva. Simplemente te aporto datos accesibles y acordes con la lógica del funcionamiento del cuerpo humano. Los productos de origen animal son los más nutritivos con diferencia. Promueven un mejor funcionamiento del organismo y, por tanto, un mejor estado de salud. Tal vez ahora te preguntes por qué hay tanto interés en que no consumas más de tres huevos a la semana o en que tengas cuidado con la carne roja. Huele raro, cuando menos.

Cojamos el huevo, uno de los alimentos más densos nutricionalmente, justo por detrás del hígado de ternera. En un simple huevo tenemos:

- Aminoácidos esenciales de la más alta calidad y biodisponibilidad.
- Grasas saturadas y colesterol de la mejor calidad. Recordemos, se trata de una molécula esencial para la vida; no de veneno, como intentan hacernos creer.
- Prácticamente todas las vitaminas que necesita nuestro cuerpo: A, D, E, K, B.
- Gran cantidad de minerales, como fósforo, selenio, hierro y zinc.
- La importantísima colina, que forma uno de los neurotransmisores más importantes para el correcto funcionamiento del sistema nervioso.

Por cierto, casi la totalidad de estos nutrientes se encuentran en la yema, justo la parte del huevo con la que más miedo nos han metido. ¿Tiene algún sentido limitar los huevos a tres o cuatro a la semana, o tiene más sentido promover el consumo de entre dos y cuatro huevos al día? Júzgalo tú mismo. Ya se desmintió hace años que los huevos aumentaran el colesterol (que ya sabemos que tampoco es un problema *per se*) y, al contrario, se demostró que mejoraban el perfil lipídico (triglicéridos, tipo de colesterol, etc.).[45,46]

Por lo tanto, si todos los días consumes huevos, carne y pescado de buena calidad, estarás ingiriendo todos los aminoácidos esenciales que necesitas, una gran cantidad de vitaminas y minerales, y también ácidos grasos esenciales, como el omega 3 y el omega 6, y «no esenciales», como las grasas saturadas y el colesterol. Al mismo tiempo, estarás aportando parte de la energía de tu alimentación, sobre todo si priorizas la carne más nutritiva (la roja de pasto) o el pescado más nutritivo (el azul).

¿Cuáles son los alimentos menos densos nutricionalmente?

Es decir, ¿cuáles son los alimentos que menos proporción de aminoácidos esenciales, ácidos grasos, vitaminas y minerales nos aportan?

Los alimentos densos en energía de los carbohidratos y aquellos en los que predomina la proteína vegetal son, por tanto, los que menos densidad nutricional nos aportan. Alimentos como las legumbres, el pan, la pasta, la avena, el arroz, la patata (la base de la pirámide), etc., son los que menos nutrientes esenciales nos proporcionan. Eso no significa que sean malos o que no tengan cabida, sino que no pueden constituir la base de nuestra alimentación.

Si los convertimos en la base, tendremos una alimentación alta en energía y baja en nutrientes esenciales. No será de extrañar que desarrollemos problemas metabólicos, tanto por el exceso de energía como por la carencia de micronutrientes y la alteración de nuestro metabolismo hacia la utilización constante de glucosa.

Recuerda, estoy de tu lado. Te transmito información sobre cómo funciona el organismo y qué necesita. Si estos datos suponen un gran choque porque derriban creencias arraigadas sobre las que organizabas tu vida, es totalmente normal y comprensible que tiendas a ponerte a la defensiva, que lo sientas como un ataque. Tómate tu tiempo para procesar esta información. Y, como siempre digo: no me creas, experiméntalo y saca tus propias conclusiones.

No lleves una alimentación equilibrada

No, no lleves una alimentación equilibrada. En todo caso, desequilibra la balanza hacia los alimentos que más nutrientes te aportan, que son los que necesitas en mayor proporción.

Esto de «comer un poquito de todo» no tiene ningún fundamento. Debes comer lo máximo de lo que más necesitas y completarlo con un poquito de los otros alimentos que complementan tu nutrición. Comiendo un poquito de todo obtienes un muchito de nada.

Basa tu alimentación en los alimentos con mayor densidad nutricional, que te aportarán prácticamente todos los nutrientes esenciales. Y ahora completa tu nutrición buscando un aporte extra de energía y de otras vitaminas y minerales.

¿Cuál será la prioridad en cuanto a aportar energía? Las grasas saludables, pues recordemos que, aparte de energía, también nos proporcionan un componente para la formación de estructuras indispensables en el organismo. Además, los alimentos que contienen grasas saludables también suministran una gran cantidad de vitaminas y minerales. Sería el caso, por ejemplo, del aceite de oliva virgen extra, la mantequilla, los quesos de leche cruda, los frutos secos, el cacao, las aceitunas, el aguacate… Todos ellos nos aportan grasas saludables y una buena cantidad de vitaminas y minerales.

Recapitulemos. Tenemos ya nuestra base de carne, huevos y pescado, y la hemos completado con grasas saludables, que nos darán un aporte extra de micronutrientes y compondrán una buena parte de la energía que necesitamos. Con estos dos elementos, la alimentación ya nos aportará el 80 % de la nutrición.

¿Qué nos falta? Los carbohidratos energéticos y las verduras. Recordemos que los carbohidratos energéticos tienen un bajo aporte en nutrientes esenciales y suministran grandes cantidades de energía de la glucosa. Deben ser nuestro aporte extra de energía. ¿Quién necesitará más y quién menos? Necesitarán más las personas que más actividad física y entrenamiento realicen. Necesitarán menos las personas más sedentarias y que menos entrenen.

¡Qué bien! Ya tienes una buena comprensión de qué necesitas aportar a tu organismo, cómo y, sobre todo, por qué. Esto es alimentación consciente.

«Oye, Marcos, ¿y las verduras qué?».

La verdura no debe ser la base de tu alimentación

De nuevo, te insto a leer el apartado donde te desmentía el mito de que la verdura y la fruta deben ser la base de la alimentación. Ahora vamos a explicar cómo aplicar esta información. Recordemos brevemente lo siguiente: las verduras no nos aportan aminoácidos esenciales, ni ácidos grasos (o energía en general) y solo una baja cantidad de vitaminas y minerales.

Las verduras nos aportan agua, una pequeña cantidad de vitaminas y minerales, y fibra.

¿Esto quiere decir que son malas o que no son interesantes en la alimentación? NO. Quiere decir que no pueden constituir la base de tu alimentación, y que, por ende, son un complemento. Y en la propia definición de complemento va implícita la idea de que no pueden sustituir lo principal.

Así que, si por comer brócoli vas a dejar de comer tus huevos ese día, no lo comas. Si por tomar tus hojas de lechuga y espinacas vas a dejar tu hígado de cordero o ternera, abstente. Si por comer tu col de Bruselas vas a dejar tu aguacate… Creo que me he explicado. Primero asegura la densidad nutricional de tu plato y luego añade las verduras que quieras. Más tarde hablaremos del «plato saludable».

Ahora bien, ¿por qué me parece interesante comer verduras? Pues porque, al igual que estas se cultivan en suelos pobres, si los animales no son de pasto también son más pobres en vitaminas y minerales. Por otro lado, algunas vitaminas y minerales están más presentes en las verduras que en los productos de origen animal; por ejemplo, la vitamina C. Así pues, las verduras nos ayudan a completar nuestras vitaminas y minerales, y a asegurar que no dejamos ningún punto muerto en lo relativo a este aporte. Volviendo a la vitamina C, por ejemplo, esta se puede suministrar mediante la ingesta de hígado crudo. Pero ¿quién come hígado crudo? A eso me refiero. Introducir verdura hace más sencillo llevar una alimentación sin deficiencias.

Aparte, siempre es recomendable consumir cierta cantidad de verdura por su fibra, que ayuda al tránsito intestinal y que, además, es necesaria para tener una microbiota equilibrada. Recuerda, la verdura no es la base de una microbiota saludable; es un componente necesario para conseguirla.

Mi recomendación es que trates de variar tus verduras de la semana para evitar la acumulación de sustancias tóxicas y antinutrientes presentes en ellas, que a veces pueden dañar el cuerpo por sobresaturación. Las verduras tienen sus cosas buenas, pero también poseen venenos naturales para que no se las coman los animales, y venenos no naturales, que nosotros vertemos en ellas para su cultivo en masa. Además, variando aportarás una mayor cantidad y variedad de micronutrientes. Intenta buscar todos los colores; cada color es un micronutriente principal.

Ten cuidado con la verdura cruda y presta atención si te genera indigestión. A muchas personas les pasa. Si es tu caso, conviene disminuir las cantidades (no hacerte grandes boles de ensalada) o priorizar verduras cocinadas. Un tipo de verduras que no puede faltar una vez por semana son las de la familia de las crucíferas (brócoli, coles de Bruselas, coliflor...), muy importantes para la correcta expresión de tus genes, es decir, para que no haya mutaciones genéticas indeseables.

¿Es necesario introducir verdura en todos tus platos? No. De hecho, puede ser interesante no incluirlas en el desayuno. El desayuno, por cierto, no es la comida que se hace a primera hora de la mañana, sino la comida que rompe el ayuno, es decir, la primera del día, sea la hora que sea. El desayuno entendido de esta manera es la comida más importante del día, pues influirá enormemente en cómo nos sentiremos durante las siguientes veinticuatro horas con relación a nuestros niveles de energía y nuestras sensaciones de hambre y saciedad.

Por ese motivo, en el desayuno buscamos más que nunca maximizar la densidad nutricional, no solo porque será la ingesta en la que mejor absorbamos los nutrientes (al venir de doce o más horas de ayuno, todos los órganos han descansado y tenemos mejor capacidad de digestión), sino también porque es lo que mejor le viene al cuerpo en ese momento para que tengamos energía durante las siguientes veinticuatro horas y la sensación de hambre y saciedad esté bien regu-

Desayuna así

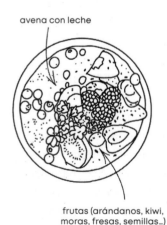

avena con leche

frutas (arándanos, kiwi, moras, fresas, semillas…)

Si lo que quieres es tener hambre a las dos o tres horas y durante todo el día.

Desayuna así

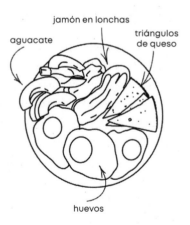

jamón en lonchas

aguacate

triángulos de queso

huevos

Si lo que quieres es tener energía, saciedad durante cinco o seis horas, y el hambre regulada el resto del día.

lada. A veces, maximizar esa densidad nutricional en el desayuno supone no incluir verduras. Y no pasa nada. Ya las incluirás en la comida y en la cena.

Otra pregunta muy común: «¿Es necesario comer verdura todos los días?». No. Si algún día no comes verdura, no te pasará nada; si tus comidas han sido densas nutricionalmente, seguirás aportando la mayor parte de las vitaminas y los minerales que tu cuerpo necesita. Y tampoco has de comer verdura para ir al baño. El estreñimiento es un síntoma claro de una microbiota desequilibrada, una mala función intestinal y otros problemas, como la deshidratación, un metabolismo reducido o el estrés crónico. No profundizaré en ello, pues escapa a los objetivos de este libro, pero conviene tener la información para poder investigar y sacar conclusiones.

Abandona el «plato saludable»

Quiero ayudarte a cambiar una creencia limitante de gran importancia con respecto a la alimentación. Esto es, la idea de que tu comida debe entrar en un plato. ¿Por qué? Porque dependerá de muchos factores, ¿no? De si comes más o menos cantidad; de si haces dos o cinco comidas al día; de si ingieres verduras en esa comida...

No te limites. Y menos si tu idea de plato saludable es el plato de Harvard (mitad vegetales, un cuarto de proteína y un cuarto de granos o cereales; prácticamente cero grasas, pero, eso sí, la fruta que no falte de postre). Ese plato aporta poca proteína; poca energía y procedente de los carbohidratos menos nutritivos, los cereales; y pocas vitaminas y minerales (por todo lo que ya sabes). Siempre digo que creo que lo idearon para generar deficiencias nutricionales y que pasaras hambre; perfecto para necesitar comer cinco o seis veces al día.

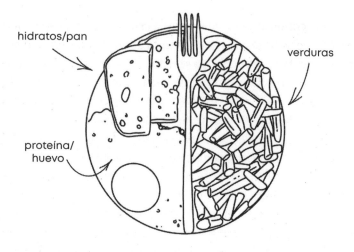

El principal error que me encuentro es el de creer que todo lo que se come debe estar contenido en un plato. Además, esas personas creen que deben incluir mucha verdura para saciarse más, y lo que sucede es que colman el plato con poca energía y poca densidad nutricional. Al poco tiempo vuelven a tener hambre. Se han llenado el estómago, pero eso no es saciarse de verdad.

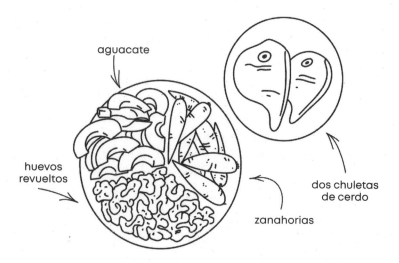

Tras comer un bol de ensalada estarás lleno, pero si tienes hambre dos horas después es indicativo de que no te has saciado verdaderamente. La sensación de saciedad dura entre cinco y ocho horas, y aparece cuando el organismo ha identificado que has aportado los nutrientes que necesitabas. Es una señal hormonal, no de llenado estomacal.

Debes tener en cuenta el concepto de densidad nutricional y aportar en cada comida lo que necesitas. A veces entrará todo en un plato (que no tendrá la composición de ese plato de Harvard); otras veces, en dos.

Fíjate, algo tan simple como la forma de cocinar los huevos ya modifica la cantidad de platos necesarios. Si te preparas una tortilla, ocupará la mitad o menos del plato. Si cocinas los tres o cuatro huevos a la plancha, cubrirán todo el diámetro del plato. ¿Nos quedamos ahí? Como solo podemos comer un plato... No. En este último ejemplo habrá como mínimo uno o dos platos más. A lo mejor, un bol extra con algo de verdura y otro plato donde incluyas la energía de las grasas o los carbohidratos junto con algo más de proteína.

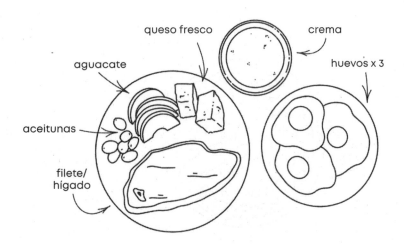

Yo como uno, dos, tres o cuatro platos, según el día y las circunstancias. Aprende a alimentarte y a aportar lo que tu cuerpo necesita, y no tendrás que preocuparte de medidas arbitrarias. Si hago una comida en todo el día, posiblemente acabe comiendo cuatro platos. Si hago dos comidas al día, es probable que cada ingesta se componga de dos o tres platos. Si hago tres comidas al día, puede que con un plato en cada ingesta sea suficiente, pero a veces serán dos.

Si sabes más o menos qué necesitas aportar en un día, sabrás cómo hacerlo en función del número de comidas.

«Pero, Marcos, ¡¿cuánto como?!»

Esto es lo que me preguntan muchas personas a diario, y casi con un tono agresivo. ¿Sabes qué pasa? Que en general, en nuestro día a día, nos aterra soltar el mando; queremos tenerlo todo bajo control. Y más aún en nuestro cuerpo, donde llevamos toda la vida actuando como tiranos, imponiéndole lo que creemos que debe comer en cada momento.

Te sientes mucho más cómodo aplicando medidas fijas y arbitrarias a tu alimentación. Te sientes más cómodo con tu estructura fija del plato. Te sientes más cómodo con un límite de kilocalorías diarias que consumir. Te sientes más cómodo dividiendo lo que comes en un día en porcentajes de macronutrientes. Te sientes más cómodo teniendo un número fijo de comidas, pase lo que pase. Esta necesidad de control exhaustiva en la alimentación es un reflejo de cómo te comportas en el resto de los ámbitos de tu vida. Medita sobre ello.

Necesitas que las personas sean predecibles y, cuando actúan de forma distinta a lo esperado, te generan rechazo o estás incómodo a su alrededor. Cuando plancas un viaje, tienes que programarlo hora por hora. Si en tu rutina diaria o tus horarios habituales se cuela un imprevisto, ya es suficiente para tenerte malhumorado y contrariado el resto del día. No puedes tolerar la idea de que no te dé directrices exactas. Solo si te atreves a soltar el control podrás tener éxito en este proceso. Te doy mi palabra de que, si eliges alimentos densos nutricionalmente, haces tus ingestas con las proporciones adecuadas y comes hasta saciarte, tu cuerpo se regulará solo en menos de un mes.

¿Cuáles son esas proporciones adecuadas? Vamos a ello.

1/ Piensa en si añadirás vegetales a tu plato. Si es así, introduce una cantidad pequeña. No te pases; siempre puedes comer más una vez que hayas garantizado lo más importante.

2/ Garantiza la suficiente cantidad de proteína a partir de los alimentos con mayor densidad nutricional (huevos, carne y pescado):

Come proteína hasta que te hayas saciado con ella.

La proteína no engaña. Es decir, cuando hayas comido, por ejemplo, dos filetes de ternera, si no te apetece comer más y te sientes saciado de este alimento, puedes quedarte ahí. Que comas dos o tres filetes dependerá de lo que te diga tu cuerpo en ese momento.

3/ Completa la comida con la principal fuente de energía que elijas para esa ingesta: grasas o carbohidratos. Aunque haya dicho que la grasa predominará como energía en el total del día (la mayoría de las veces, pues siempre hay excepciones), puede ser que en una comida concreta predominen los carbohidratos.

Come grasas o carbohidratos saludables hasta saciarte.

Confía en mí. Si has aportado vegetales y tu fuente de proteína procede de alimentos densos nutricionalmente, puedes estar tranquilo y comer tu fuente de energía hasta saciarte. Veamos un ejemplo:

1. Comes un puré de verduras.
2. Comes filetes de ternera hasta saciarte (por ejemplo, esta vez han sido dos y medio).
3. Comes aguacate (la fuente de grasa que has elegido en esta comida como energía) hasta saciarte.

¿Comes medio aguacate y sigues teniendo hambre? Pues puedes comer más aguacate o añadir una fuente diferente de grasa hasta saciarte. Por ejemplo, unas cuantas almendras.

Come hasta saciarte

Comer hasta saciarnos en cada comida es una de las claves para regular las hormonas del hambre y la saciedad. Si no te sacias, tendrás hambre al poco tiempo, y no queremos eso. Ahora bien, ¿cuándo puedes fiarte de tus sensaciones de saciedad en las comidas?

- Cuando eliges alimentos densos nutricionalmente.
- Cuando comes según las directrices antes mencionadas (es decir, si te sacias comiendo dos aguacates, pero apenas has tocado un filete de ternera, no estás cuidando las proporciones y sería un error. En ese caso estarías introduciendo un exceso de energía).
- Cuando comes despacio y masticando bien.

Este último punto es la clave de todo. La señal de saciedad no llega al cerebro hasta que pasan por lo menos veinte minutos desde el momento de empezar a comer. Si, al igual que muchas personas, engulles la comida en diez minutos, no podrás fiarte de tu sensación de saciedad. Tal vez te habrías saciado si hubieses comido lentamente, durante media hora. Pero al haberla engullido en diez minutos, por mucho que hayas mantenido las directrices en cuanto a composición de la ingesta, es muy probable que acabes comiendo de más y que esas almendras que te he dicho que podías añadir sean realmente un exceso.

¿Lo bueno? Que esto tampoco es un problema si abrazas el concepto de alimentación consciente. ¿Por qué? Pues porque después de haber comido de más te sentirás muy pesado. Eso significará que has comido demasiado y, en consecuencia, aprenderás para la vez siguiente. De nuevo, el problema que me encuentro en muchas personas con las que trabajo es el miedo a equivocarse. ¿Qué importa que al principio hagas una o diez comidas mal? Si eso es justo lo que te permitirá aprender, conocer tu cuerpo y descubrir cómo alimentarte. El miedo aquí, de nuevo, viene por si ganas peso... Luego hablaremos de ello.

Es importante que ahora hable de la diferencia entre saciarse y llenarse. Muchas personas confunden estas sensaciones. La saciedad es una sensación agradable. Por un lado, hemos llenado el alma, es decir, hemos comido lo que sentíamos que necesitábamos; no nos hemos privado en las cantidades. Esto da lugar a lo que yo llamo «poder pasar página» después de la comida. La persona que no se sacia seguirá pensando en comida durante las horas que faltan para volver a comer. Esto no es positivo. Necesitas quedarte a gusto después de comer.

Por otro lado, la saciedad es una sensación agradable a nivel intestinal. Es decir, estás saciado, pero no te sientes pesado ni con molestias intestinales. Es normal que durante treinta o cuarenta minutos notemos que hacemos la digestión, pero no ha de ser una sensación incapacitante ni molesta. Hay una fina línea entre saciarse y llenarse. Nos hemos acostumbrado a llenarnos con la comida. Es decir, cuando nos hemos saciado y pensamos algo así como: «Me he quedado bien», tendemos a pensar también: «Me entra algo más». Y ahí radica el error. Confundimos no tener una sensación de pesadez intestinal con no estar saciados. Sí estás saciado. De hecho, lo que ocurrirá es que, cuando comas ese extra, sentirás una pesadez excesiva. Eso ya no es estar saciado; es estar lleno.

De nuevo, este ensayo y error es necesario y positivo para terminar de entender estas dos sensaciones y ser más consciente de cuándo estás saciado para dejar de comer.

Qué miedo te da esto, ¿eh? A ti, que llevas toda la vida restringiéndote y midiendo lo que comes, esto te da más miedo que las palabras «Tenemos que hablar». Me gusta hacerte sentir un poco incómodo. Es parte necesaria del proceso.

7

Flexibilidad metabólica

Ya tenemos claro nuestro objetivo principal con la alimentación: maximizar la búsqueda de densidad nutricional. Este es uno de los requisitos para una alimentación saludable. Ahora hablaremos de otro requisito: que la alimentación garantice la flexibilidad metabólica del organismo.

La flexibilidad metabólica es la capacidad del organismo de utilizar uno u otro sustrato energético (grasa o glucosa) en función de las necesidades y la disponibilidad, y siempre buscando la máxima eficiencia en cuanto a la obtención de energía.

Un organismo flexible metabólicamente es el que usa la grasa como fuente de energía la mayor parte del tiempo, tanto en condiciones de reposo y movimiento ligero como de ejercicio físico de intensidad moderada o alta, y que reserva la glucosa para los momentos realmente necesarios: esfuerzos de intensidad alta o muy alta. Estos son algunos de los síntomas de una clara falta de flexibilidad metabólica:

- Tener hambre entre dos y cuatro horas después de haber comido.

- No ser capaz de rendir en un entrenamiento de intensidad o muscular sin haber ingerido carbohidratos antes.
- No ser capaz de hacer un ayuno de dieciséis horas sin morirse de hambre.
- Si se deja de entrenar dos semanas, perder casi todo el progreso. Perder mucho volumen muscular. Yo lo experimenté en el pasado.
- Que el rendimiento baje mucho cuando se lleva una hora de entrenamiento.
- No ser capaz de entrenar en ayunas a no ser que se haya hecho una carga de carbohidratos la noche anterior.

Hoy en día, la mala flexibilidad metabólica de la mayoría de las personas tiene que ver con la incapacidad de usar eficientemente la grasa como sustrato energético, por eso nos centraremos en ese aspecto. Sin embargo, quiero mencionar que también se produce una falta de flexibilidad metabólica cuando se pierde la eficiencia al utilizar la glucosa como sustrato energético. Esto se produce cuando se sigue durante mucho tiempo una alimentación muy baja en carbohidratos o cetogénica. Como siempre, los extremos nunca son buenos.

Glucodependencia

Antes de zambullirte en este apartado, te recomiendo que releas las páginas en las que te hablaba del mito «Los carbohidratos son tu principal fuente de energía» (p. 91).

Una alimentación elevada en carbohidratos y sostenida en el tiempo, que es básicamente lo que nos proponen la infame pirámide alimentaria y el modelo de las cinco comidas, condena nuestro metabolismo a la enfermedad. Nos lleva a hacernos dependientes de la glucosa (a perder la flexibilidad metabólica) y al deterioro progresivo del organismo, del que ya hemos hablado. Al darle constantemente glucosa, cuya utilización es prioritaria, tal y como hemos comentado, el cuerpo se hará vago en la utilización de la grasa. Como sabe que cada dos o tres horas recibe carbohidratos, se especializa en ellos para generar energía y deja de poner en marcha las rutas metabólicas y la expresión de genes que caracterizan el metabolismo de las grasas.

Las personas deportistas, debido a su elevado gasto energético, mitigan un poco todos estos daños, al menos temporalmente, pues todo tiene un precio, y en su caso suelen pagarlo de golpe una vez finalizada su carrera deportiva. Aunque crean que tienen una buena capacidad para utilizar la grasa como fuente de energía (si los comparamos con la población media y sedentaria, la tienen, obviamente), en realidad no es así: su organismo sigue utilizando muchísimo la glucosa. Es decir, el entrenamiento mejora bastante la flexibilidad metabólica, pero, si no hay un cambio de alimentación, nunca se alcanzará ese punto de máxima eficiencia. Solo los deportistas que han tenido el valor de poner en práctica este nuevo paradigma lo saben. Por desgracia, la creencia de que es preciso comer cantidades ingentes de carbohidratos para sustentar su demanda deportiva aún sigue muy arraigada.

Las personas glucodependientes tienen bajos niveles de energía durante el día. Es paradójico: priorizan los alimentos más energéticos (carbohidratos) y, aun así, tienen bajos niveles de energía. Lo peor es que no son conscientes de ello, pues nunca han experimentado cómo es vivir con niveles elevados de energía. No tiene que ver con sentirse muy enérgico en momentos determinados; todo lo contrario: tiene que ver con mantenerse estable a lo largo del día. Es decir, sentirse todo el rato con energía, se coma o no se coma.

Tener hambre cada dos o tres horas es un síntoma de baja energía. El cuerpo te pide comer porque le falta energía. Tener bajones después de cada comida y que te entre un sueño brutal, sobre todo después de la hora de comer, es un síntoma de baja energía. Necesitar abusar del café, tomando entre tres y cuatro al día, es un síntoma de baja energía.

Recupera tu flexibilidad metabólica

Por muy imprescindible que sea el entrenamiento para alcanzar la máxima flexibilidad metabólica, lo determinante es la alimentación. Para que esta sea saludable debe promover la flexibilidad metabólica. Sea cual sea tu objetivo con la alimentación, primero debes recuperar la flexibilidad metabólica.

Si vienes de una alimentación donde predominaban los carbohidratos como fuente de energía, necesitarás reducirlos sí o sí durante una buena temporada. Aunque te he dicho que no abogo por ningún tipo de dieta, si tengo que identificarme con un abordaje (que no una dieta concreta) es con un estilo de vida bajo en carbohidratos de manera intermitente (esto lo veremos luego), pues es el que mejor se adapta al funcionamiento de la maquinaria que es el cuerpo humano. Recuerda el razonamiento básico sobre los dos combustibles para comprender esta afirmación.

Esa temporada baja en carbohidratos será más o menos larga en función de si haces ejercicio físico, pues entrenar acelera la recuperación de la flexibilidad metabólica, y de tu contexto: principalmente, si eres hombre o mujer, y tus niveles diarios de estrés.

- A mayores niveles de estrés, menos agresivo debe ser el abordaje en cuanto a la reducción de carbohidratos y, por tanto, más lenta será la recuperación de tu flexibilidad metabólica.

- Si eres mujer en etapa reproductiva, también eres más sensible al estrés, y puede convenir un abordaje menos agresivo en cuanto a la reducción de carbohidratos y los ayunos (de estos hablaremos a continuación).

Una alimentación baja en carbohidratos puede ir desde los 0 gramos de carbohidratos al día hasta los 150 gramos. De ahí puede derivar un enfoque más o menos agresivo.

En la **alimentación cetogénica o keto**, muy de moda últimamente, el consumo de carbohidratos no supera los 50 gramos al día; el 70 % del aporte energético proviene de las grasas, y las proteínas se encuentran moderadas o bajas, en torno al 25 %. Además, es una alimentación baja en kilocalorías y que se combina con ayunos. Por lo tanto, ese sería el enfoque más agresivo y estresante para el organismo. Es un tipo de dieta que ha demostrado una gran efectividad para revertir o mitigar diversas patologías (alzhéimer, epilepsia, diabetes...)[47,48,49,50,51,52,53] y que ha ayudado a muchas personas a tener éxito por primera vez en procesos de pérdida de grasa después de muchos años fracasando con todo tipo de abordajes.

Sin embargo, no la recomiendo a largo plazo, pues estresa demasiado al organismo en el contexto actual de tensión constante y poco contacto con la naturaleza. Mi recomendación es que no la mantengas durante más de tres meses, y que, si tras un mes con ella las sensaciones no son buenas, la abandones y tiendas hacia un enfoque más moderado. Pese a todo, me parece importante mencionarla para que tengas la información si deseas investigar y experimentar por tu cuenta.

Progresión para recuperar la flexibilidad metabólica, es decir, el metabolismo de las grasas

- Desplaza los carbohidratos como fuente de energía principal; esto es: prioriza la grasa como fuente de energía. Progresa semana a semana para que tu cuerpo se adapte al cambio: que la grasa empiece siendo el 30 % de lo que comes y que, con el paso de las semanas, se incremente hasta ocupar el 50 % o el 60 %.
- Pasa de cinco a tres comidas. Recomiendo unir esto con lo anterior. Dejar más espacio entre comidas obligará a tu cuerpo a usar la grasa como fuente de energía entre horas.
- Deja pasar doce horas entre la última comida de un día y la siguiente. Esto no debe considerarse ayuno. Es lo mínimo que deberíamos cumplir para garantizar el descanso y la recuperación de los órganos y el sistema digestivo. Durante estas doce horas tu cuerpo se verá obligado de nuevo a tirar de las grasas.
- Introduce el ayuno en tu vida.

Consideraciones sobre la reducción del consumo de carbohidratos

Cuando vayas reduciendo los carbohidratos en tu alimentación, puede que ocurran ciertas cosas de las que debes estar prevenido:

- **Perderás bastante cantidad de agua.** Cada gramo de glucosa (carbohidrato que utiliza nuestro cuerpo) se almacena junto a cuatro gramos de agua. Puede ser que esto provoque que pierdas peso. Este es el efecto del

que se aprovechan la mayor parte de las personas para
venderte sus servicios o programas. Te prometen que
vas a perder dos kilos en una semana. Y sí, es cierto,
pero este peso es solo agua. Si esto te ayuda a verte mejor y te motiva a seguir en el proceso, perfecto, pero lo
importante es que no te desvíes del objetivo: mejorar tu
flexibilidad metabólica y ganar salud.

- Como vas a perder bastante agua, es importante que la
repongas junto con la **suficiente cantidad de sal**.
- Posiblemente te deshinches. Este es un efecto bastante
positivo, pues quiere decir que **estás reduciendo la inflamación**. El consumo elevado de carbohidratos favorece la inflamación y, además, ya hablamos de que la
mayoría de las fuentes de carbohidratos tienen sustancias nocivas para el organismo. Por eso cobra tanta importancia el agua, porque esta inflamación y los productos de desecho que la generan deben eliminarse.
No queremos que se queden estancados en nuestro
cuerpo.
- Tal vez al principio te notes con **menos energía** (aunque
es posible que esto no ocurra, ya que cada persona es
distinta) o que sientas un mayor impulso de **hambre
emocional**, un hambre que te pide consumir carbohidratos.
- Quizá notes algún mareo o los mal llamados **bajones
de azúcar**, que significan que tu glucosa, por una vez
en la vida, se encuentra en unos niveles estables y
normales. Es decir, no estás en riesgo. Sí, te ha bajado
el azúcar, cuyos niveles elevados y dañinos para el
cuerpo se habían convertido en su nueva normalidad.
Eso no quiere decir que debas volver a esos niveles.
Tienes que acostumbrarte. Ese «bajón de azúcar» pasará rápido.

Como te digo, los carbohidratos son muy adictivos. El cuerpo te los pedirá; se ha adaptado tanto a su presencia que «no puede vivir» sin ellos. Por esa razón es tan importante que acabes las comidas saciado a partir de alimentos nutricionalmente densos. De esta manera reducirás al máximo la probabilidad de que te surjan antojos.

Ayuno consciente, natural e inevitable

Consciente porque lo realizamos con un propósito claro, que es el de recuperar la salud, y no porque hayamos oído que ayuda a perder peso.

Natural porque es un proceso inherente al ser humano, tan básico como comer y dormir. Estamos tan adaptados genéticamente a ayunar que incluso una persona que ha estado cincuenta años sin hacerlo se siente cómoda con ello tras tres días de ayuno.

Inevitable porque, si sigues las directrices de maximizar la densidad nutricional, priorizar la grasa como fuente de energía, comer hasta saciarte y no hacer más de tres comidas, te va a salir solo, sin buscarlo.

Con las personas con las que trabajo suele ocurrirme lo siguiente: pautamos tres comidas al día llenas de densidad nutricional y en las que comemos hasta saciarnos: el típico desayuno, comida y cena. Y a las dos semanas yo ya casi espero el siguiente mensaje: «Marcos, estoy llegando sin hambre a las cenas. ¿Qué hago?».

Pues nada más y nada menos que lo natural e inevitable: dejar paso al ayuno. Esto es lo bonito de este proceso. No has tenido que forzar nada en absoluto. Simplemente le has proporcionado a tu cuerpo los nutrientes que necesitaba y las cantidades que te pedía. Ahora recoges los frutos de haberte atrevido a perder el miedo y haber dado el paso: *voilà*, has regulado tu metabolismo. Has recuperado en parte la correcta armonía de tu cuerpo; igual que no debes tener miedo a comer, tampoco debes tener miedo a no hacerlo y saltarte una comida cuando el cuerpo te lo pida.

¿No es una sensación increíble? Reconectar con el cuerpo y dejar de preocuparte de si estás comiendo mucho o poco, pues sabes que lo que te pide está bien, tanto si unas veces es más como si otras es menos. Esto es alimentación consciente.

Ahora bien, ¿cómo debes actuar después de dejar paso a ese ayuno? Pues entendiendo que te has saltado una comida y que al día siguiente no tiene por qué ocurrir lo mismo. Incluso sería esperable que al día siguiente el cuerpo te pidiera más comida de lo normal, sobre todo en la primera ingesta. Sería un error no escuchar esas señales de nuevo. Y puede ocurrir también que tengas hambre en la cena cuando el día anterior no tuviste.

Si empiezas a entrar en este ciclo de escucha activa, densidad nutricional y ayunos intermitentes, tu metabolismo seguirá regulándose. Este es para mí el tipo de ayuno que debemos hacer; un ayuno que «sale solo». Y ante la típica pregunta que plantean: «Marcos, ¿qué tal hacer un ayuno intermitente de dieciséis horas (16/8) todos los días?», se deriva la siguiente respuesta: depende.

Si de manera natural te sale ayunar dieciséis horas todos los días y te sientes bien con el paso del tiempo, no habría ninguna razón para que dejaras de hacerlo. Sin embargo, el problema viene del lugar desde el que la gente ayuna. Proponerse ayunar dieciséis horas diarias no es algo recomendable. El ayuno no debe ser algo que nos propongamos. No debemos estar pendientes de las horas que ayunamos. Aquí, de nuevo, volvemos a desconectarnos del cuerpo, a diferencia de lo que buscábamos. El ayuno surge de manera natural gracias a la regulación de nuestro organismo: regulación de las hormonas del hambre y la saciedad, y mejora del metabolismo de las grasas, lo que nos permite sentirnos cómodos y con energía cuando no comemos.

Este ayuno natural no es estable. Habrá días en que dure dieciséis horas, pues será en ese momento cuando el cuerpo te pida comer. Otro día durará dieciocho o veinte horas. Y también puede ser que un día no ayunes y simplemente respetes las doce horas entre la última comida de un día y la primera del siguiente.

Yo siempre digo lo siguiente:

Una cosa es que seas capaz de hacer un ayuno de entre dieciséis y veinte horas, pues eso implica que tienes un metabolismo saludable, y otra cosa muy diferente es que, como puedes, lo hagas todos los días.

Por poder, vas a poder, sin duda. Pero ¿a qué coste? Al de estresar a tu organismo. En el momento en que dejes de escuchar el hambre y sigas prolongando el ayuno, liberarás más hormonas del estrés (cortisol, adrenalina, noradrenalina...), que te aportarán la energía para continuar funcionando sin comer. Esto, de manera puntual, tiene efectos muy beneficiosos. Se denomina «hormesis» y es el fenómeno por el que un estrés agudo tiene un efecto positivo sobre el organismo cuando lo dejas descansar y recuperarse. Sin embargo, si no es puntual y todos los días lo estresas más de lo que debes, llegará un día en que petarás y, en vez de sentirte superbién con el ayuno, con mucha energía, muy ligero y lleno de concentración, estarás sin energías, abusarás del café y necesitarás dos siestas diarias.

Este aspecto requiere una mención especial a las mujeres, sobre todo en etapa reproductiva. Su organismo es mucho más sensible al estrés que el de los hombres, justamente por esa función reproductiva. Lo que he extraído de mi experiencia es que un ayuno, por ejemplo, de dieciséis horas a diario, puede ser bien tolerado por muchos hombres, mientras que no ocurre lo mismo con las mujeres. Sobre todo, con las que trabajan, presentan niveles elevados de estrés y, además, entrenan a diario o casi a diario. En estos casos, un enfoque más conservador de tres comidas al día con sus doce horas entre la última y la primera suele ser lo mejor. Y, desde aquí, siempre puedes dejar paso a esos ayunos más largos en días puntuales, cuando el cuerpo te lo pida o tengas la necesidad, sin que suponga un problema para tu salud hormonal. Tu sistema hormonal es cíclico por el periodo menstrual, por lo que tu alimentación también debe serlo en parte. Sin entrar mucho en este tema, pues se nos escapa, podríamos decir que tienes más tolerancia al estrés en los quince primeros días del ciclo que en el resto.

Volveremos al ayuno más adelante cuando hablemos de la relación con la comida. Te sorprenderá.

Periodización del carbohidrato para ganar salud y rendimiento

Me complace mucho compartir contigo este apartado del libro. Hasta donde soy consciente, no hay muchas personas que lo aborden como yo. Me encuentro con enfoques muy a la antigua, donde el carbohidrato es la principal fuente de energía; con personas que se han ido al otro extremo, donde la dieta cetogénica es lo máximo y los carbohidratos son poco menos que veneno; con personas que abogan por una alimentación baja en carbohidratos pero que se encuentran dubitativas y en tierra de nadie, es decir, no los eliminan del todo pero tampoco te hablan con seguridad de cuándo comerlos ni por qué.

He conseguido aunar lo mejor de los dos mundos, dándole sentido para que puedas comprenderlo y, sobre todo, aplicarlo.

Estilo de vida bajo en carbohidratos de manera intermitente

Aquí está la clave, y en el apartado sobre la flexibilidad metabólica te adelanté que lo comentaríamos. Una vez que hemos llevado a cabo nuestra restauración metabólica (la regulación hormonal y la ganancia o, mejor dicho, recuperación de la flexibilidad metabólica), los carbohidratos pasan de ser los malos de la película a ser el factor X de nuestra salud.

Es decir, cuando somos flexibles metabólicamente, los carbohidratos ya no suponen un peligro ni un problema, sino que se convierten en una herramienta que podemos utilizar para potenciar la salud, el bienestar y rebajar los niveles de estrés.

Tiene que quedar claro lo siguiente:

Tu alimentación seguirá siendo baja en carbohidratos la mayor parte del tiempo y seguirá permitiendo que tu sustrato principal sea la grasa.

¿Cómo lo conseguimos? Incluyendo los carbohidratos con cabeza y en cantidades adecuadas. Cuando recuperamos la flexibilidad metabólica y mejoramos la utilización de las grasas, nos volvemos sensibles al carbohidrato, de tal manera que con unos 100 o 150 gramos al día tenemos más que suficiente, de manera general. Ya no necesitamos 400 o 500 gramos de carbohidratos, pues nuestro organismo, al no quemar la glucosa por defecto, sabe preservarla para los momentos de más intensidad, y en el resto seguirá usando la grasa aunque hayamos comido carbohidratos.

¿Eres capaz de percibir esta sutil diferencia? Cuando no tenías flexibilidad metabólica, si consumías 100 gramos de carbohidratos en una comida tu cuerpo solo empleaba esa glucosa, tanto para actividades normales como de alta intensidad. Esto se debía a que la glucosa era su combustible por defecto. En cambio, ahora que eres flexible metabólicamente, tu cuerpo gestiona la glucosa de manera inteligente y la reserva para los momentos necesarios. Esto permite que, si una noche haces una carga de carbohidratos, al mediodía siguiente tus reservas de glucógeno muscular sigan llenas. Es una pasada de cara al rendimiento deportivo y el entrenamiento. Tienes la ventaja de beneficiarte del aumento del rendimiento que te da el carbohidrato al mismo tiempo que te beneficias de ir a entrenar con el estómago vacío. Es una locura.

Reintroducción de los carbohidratos en la alimentación

Si has seguido durante un buen tiempo una alimentación cetogénica o muy baja en carbohidratos, es importante que los reintroduzcas con cautela.

Tu cuerpo se ha desacostumbrado a ellos. No los espera. Por tanto, si de golpe empiezas a consumirlos como en el pasado, no reaccionará bien. Paradójicamente, lo que buscamos al reducir los carbohidratos, que es mejorar la sensibilidad a la insulina, lo empeoramos al retirarlos mucho tiempo, pues aumentamos la resistencia a la insulina. Esta es la hormona que nos ayuda a introducir en la célula la glucosa contenida en los carbohidratos. Si la célula se vuelve resistente a la insulina es sinónimo de que nos hemos hecho intolerantes al carbohidrato, algo nada positivo, pues quiere decir que hemos perdido flexibilidad metabólica.

Recordemos que se trataba de una relación bidireccional: buena capacidad para quemar grasas y carbohidratos en función del contexto. Si has perdido capacidad de gestionar el carbohidrato, has perdido flexibilidad metabólica. Muchas personas se van al extremo de la dieta cetogénica con el objetivo de conseguir la máxima eficiencia en la quema de grasas y recuperar la flexibilidad metabólica, pero pueden incurrir en el mismo error si se mantienen ahí durante mucho tiempo.

Es importante estar bien avisados, pues tendemos a caer en nuestros propios sesgos.

> Dejamos los carbohidratos durante tres meses porque son el demonio > volvemos a comerlos un día > nos sientan fatal > seguimos autoconvenciéndonos de que son el demonio.

Para reintroducir los carbohidratos (si los hemos retirado por completo) no solo será necesario que al principio consumamos pequeñas cantidades y las aumentemos progresivamente, sino que nos será de mucha ayuda reintroducirlos en los momentos adecuados.

Con «momentos adecuados» me refiero sobre todo a después del ejercicio físico, y mejor si es después del ejercicio de fuerza. Al terminar un entrenamiento de fuerza, nuestros músculos se vuelven más sensibles a la insulina. Además, mejoran su capacidad de captar glucosa por un tiempo sin necesidad de insulina. Esto último nos viene genial.

De esta manera, empezamos a introducir carbohidratos en los momentos en los que más facilidad tiene el organismo de gestionar la glucosa. Esto será de ayuda mientras recuperamos poco a poco la sensibilidad a la insulina.

Si no entrenamos la fuerza, introducirlos después de cualquier tipo de entrenamiento cardiovascular también nos ayudará. Por otro lado, si no podemos entrenar, siempre será mejor reintroducirlos después de una buena caminata a cierto ritmo.

Al principio nos puede venir bien realizar paseos posprandiales (después de comer), ya que el movimiento facilita que los tejidos capten la glucosa. En general, estos paseos son una práctica muy saludable. Ayudan mucho con la digestión y con la distribución de los nutrientes después de las comidas. Así pues, sea por este objetivo o simplemente por salud, te los recomiendo.

No hablaremos de tiempos; tú mismo irás tomando conciencia de tu tolerancia al carbohidrato. Si hace dos semanas 100 gramos de arroz te resultaban muy pesados y ahora te sientan bien, estás mejorando. De nuevo, alimentación consciente.

Después de dos o tres semanas reintroduciéndolos en los momentos postentrenamiento, podemos lanzarnos a incluirlos en cualquier momento del día y ver qué tal los toleramos.

Protocolo de periodización de los carbohidratos

Quiero proponerte una posible estrategia de periodización para los carbohidratos. Siempre que hable de carbohidratos me referiré de aquí en adelante a los carbohidratos energéticos (excluyo las verduras) y provenientes de fuentes saludables: frutas, tubérculos (principalmente, patata y boniato) y arroz blanco. Esta estrategia de periodización tiene una condición: ser una persona con flexibilidad metabólica y que use las grasas como combustible principal. Para eso, en algún momento habrás tenido que llevar una alimentación baja o muy baja en carbohidratos. Es condición necesaria para disfrutar de los beneficios de los carbohidratos sin los perjuicios que asolan a muchas personas que los consumen de manera crónica.

El planteamiento tiene que ver con el efecto que tienen en las hormonas y en el sistema nervioso los diferentes sustratos: grasa o carbohidrato.

Los carbohidratos favorecen el descanso, y la grasa favorece la acción.

Cuando aumenta el nivel de azúcar en sangre (pico de glucosa), hay una disminución inmediata de cortisol, adrenalina, noradrenalina, GABA y dopamina.[54,55] Al mismo tiempo, se consume la vitamina B necesaria para producir dichos neurotransmisores (y varios cientos de cosas más).[56]

Este estado nos puede interesar cuando busquemos relajarnos y bajar el ritmo, lo cual también es muy positivo, pues necesitamos un equilibrio entre acción e inacción en nuestro día a día. Esto puede darnos ideas acerca del mejor momento para incluir una mayor carga de carbohidratos.

La grasa favorece la actividad, el estrés, el movimiento, la concentración, mientras que el carbohidrato favorece el descanso, la reparación, la calma, un descenso del estrés… Por eso, una estrategia interesante es alejar los carbohidratos de las horas centrales o productivas del día y priorizarlos en las horas más cercanas al sueño o el descanso. Así promoveremos ese estrés necesario y positivo durante el día para llevar a cabo nuestras tareas, trabajo, entrenamiento, etc., y por la noche facilitaremos esa reducción del estrés y esa relajación que nos permitan bajar el ritmo y dormir mejor.

Podemos conseguirlo de la siguiente manera. Veamos dos esquemas diferentes de ingestas: de dos y de tres comidas al día.

1. **Dos ingestas al día.** Por la mañana ayunaremos, de modo que utilizaremos la grasa como sustrato principal. Luego haremos nuestra primera comida, alta en proteínas y grasa. Sin carbohidratos. De esta manera seguiremos priorizando esa activación mental y esa digestión ligera para el bloque de trabajo de la tarde.

Muchas veces soy partidario de no incluir verduras o vegetales en esta primera comida, pues aumentan el llenado estomacal, dificultan el vaciado gástrico y nos generan una digestión más pesada. Queremos introducir, en la mínima cantidad de alimento, la máxima cantidad de proteínas y grasas para maximizar nuestros niveles de energía. Se trata de una comida en medio de la jornada de trabajo, y treinta minutos después queremos estar rindiendo al máximo sin que se vea afectada nuestra concentración ni suframos pesadez intestinal ni somnolencia.

La segunda comida será alta en proteína y carbohidratos, buscando ese «sueño del carbohidrato» para bajar el ritmo. Aquí sí que recomiendo enormemente los vegetales, no solo por introducirlos al menos una vez al día, que suele ser recomendable, sino también por el efecto de la fibra sobre la absorción del carbohidrato. Así conseguirás que se asimile más despacio para que el pico de glucosa no sea tan abrupto. Suficiente para aportarnos los beneficios de bajar el ritmo, pero no tan alto para generar perjuicios en la salud.

2. **Tres ingestas al día.** Con tres ingestas, la primera será clara: sin carbohidratos. De nuevo, proteínas y grasa. Me mantengo incluso más firme en la indicación de alejar las verduras, ya que las incluiremos en las otras dos comidas. Con la segunda ingesta jugaremos en función de nuestros objetivos físicos o de nuestra situación (más o menos estrés). Podríamos incluir algo de carbohidrato. De lo contrario repetiríamos el esquema del desayuno, pero añadiendo nuestros vegetales.

¿En qué situaciones introduciría más carbohidratos en esta ingesta? Con el objetivo de ganar masa muscular los días de entrenamiento o, en personas con dificultad para ganar masa muscular, cualquier día. Una persona con niveles elevados de estrés o una mujer que esté en sus días del periodo también podría incluir una pequeña cantidad de carbohidrato; por ejemplo, una patata pequeña y una fruta.

En la tercera comida priorizaríamos esos carbohidratos como fuente de energía. Vegetales, proteínas y carbohidratos. En ese orden. Es importante para los picos de glucosa.

Conclusión: recuerda que esta es solo una posible estrategia, una que suelo utilizar y me va muy bien tanto a nivel personal como con las personas que trabajan conmigo.

No quiero que dé la sensación de que los picos de glucosa son el demonio. Un pico de glucosa de forma aislada en un metabolismo sano no causa ningún perjuicio. El problema son esos picos de glucosa de forma constante o en un metabolismo resistente a la insulina o muy cerca de la hora de dormir (dificultará los procesos de reparación durante el sueño).

Lo que quiero que saques de aquí es que el proceso de alimentación consciente va de experimentar. Y tendrás que experimentar mucho hasta encontrar aquello con lo que funciones mejor.

No hay blancos o negros. Una vez que dominas la nutrición, puedes saltarte todas las reglas si conoces el porqué.

O simplemente saltártelas de manera esporádica, por decisión propia o por preferencias individuales.

TERCERA PARTE

De la alimentación consciente a la salud consciente

8

Relación con la comida

Necesitas sanar tu relación con la comida para disfrutar de una vida plena. Creo que los apartados anteriores te ayudarán a reconciliarte con la alimentación al cobrar conciencia de sus verdaderos objetivos. En cualquier caso, si arrastras una mala relación con la comida, esta se interpondrá constantemente en lo que quieres o sabes que debes hacer para llevar una alimentación saludable. Por ese mismo motivo, necesitamos sanar nuestra relación con la comida para evitar ponernos la zancadilla en nuestros objetivos y poder fluir.

Recupera las señales de hambre y saciedad

Desde mi punto de vista, el primer paso para sanar la relación con la comida es recuperar las sensaciones naturales de hambre y saciedad. Esto te permitirá reconectar con tu cuerpo en lo que a su nutrición se refiere. Te permitirá recobrar, en cierta manera, la tranquilidad de saber que puedes darle lo que te pide. En el momento en que te cuestionas si comer porque dudas de sus señales, pierdes esa calma mental.

Por otro lado, si estás todo el día con hambre y sufres episodios de ansiedad con la comida, es imposible que sanes esa relación y que, por ende, te alimentes bien. Así pues, el primer requisito para recuperar la buena relación con la comida tiene que ver con tu fisiología.

Sin embargo, ¿qué se interpone en la recuperación de tus sensaciones naturales de hambre y saciedad? Tu mente; tus emociones y pensamientos.

Para recuperar las sensaciones naturales de hambre y saciedad necesitas que tus comidas sean densas nutricionalmente y comer hasta saciarte siempre que te alimentes.

Me gustaría terminar con una recomendación: ayuna dieciséis horas entre tres y cinco días por lo menos una vez en la vida.

A muchas personas les entra el miedo en el cuerpo al oír la palabra «ayuno»: «Uy…, ayuno… Yo no puedo hacer eso. Imposible. Lo paso fatal. Necesito desayunar/No puedo irme a dormir sin cenar». Podrías ayunar sin ningún problema; no te va a pasar nada. Pero si tienes esas creencias limitantes, está claro que no podrás ayunar.

Te he dicho antes que el ayuno que recomiendo es natural y sale solo. Podría parecer, por tanto, que incurro en una contradicción. Sin embargo, sigue siendo un ayuno consciente y, aunque forzado e incluso incómodo, tiene un motivo profundo.

Hasta que no experimentas en tu propio cuerpo que eres perfectamente capaz de estar dieciséis horas sin comer, no aprendes lo que es tener hambre de verdad. Cambia por completo tu percepción. Te das cuenta de que antes, cuando tenías hambre, no era un hambre real; era un hambre por costumbre, emocional, por aburrimiento, etc. Esto es trascendental, pues, si bien te he dicho que es importantísimo recuperar las señales de hambre y saciedad, estas, además de fisiológicas, están profundamente reguladas por tus emociones, costumbres o creencias.

Ya solo por exponerte a esto se produce un cambio de chip. Cambia automáticamente tu relación con la comida. Se vuelve mucho más sana. Ya no tienes una relación de necesidad, pues has experimentado que no la necesitas tanto como creías. De hecho, en mi caso (y he recibido el mismo reporte de muchísimas personas), puedo decir que terminé de recuperar la buena relación con la comida gracias a haber ayunado.

Podría parecer un sacrilegio para las corrientes modernas de abordaje de los trastornos de alimentación, pero bueno, estas recomiendan comer alimentos ultraprocesados todos los días para que la persona «se demuestre» que ha recuperado la buena relación con la comida, cuando en muchos casos los ultraprocesados han sido uno de los desencadenantes principales de ese trastorno. Así que me perdonarán el sacrilegio.

A lo que voy con esto último es a que no descartes ni temas el ayuno por haber tenido problemas de relación con la comida. No son incompatibles. Cada persona es distinta.

Miedo a engordar

En este proceso, tu mente puede boicotearte de diferentes maneras. Con creencias; por ejemplo, si crees que las grasas y la proteína de origen animal perjudican la salud o piensas que los vegetales son lo más importante. Y, sobre todo, con miedos.

El miedo principal es a comer de más; a pasarse comiendo. Pero este proviene de otro más profundo: el miedo a engordar. Mientras comas desde el miedo, tu alimentación no será sanadora ni positiva para tu organismo.

Necesitas dejar de comer desde el miedo y empezar a comer desde el amor propio y el autocuidado.

Comer desde el amor propio y el autocuidado significa que cuando vayas a comer pensarás: «Voy a darte [refiriéndote a tu cuerpo] todo lo que necesitas para funcionar bien, porque al cuidarte a ti me cuido a mí».

Aquí no hay cabida para esa figura de tirano del cuerpo que has ejercido durante toda tu vida. ¿Quién eres tú para decir si lo que comes es mucho? ¿Qué sabes acaso de lo que necesita internamente tu cuerpo? ¿Por qué crees que comes demasiado? Por lo menos tendrás que esperar a que el cuerpo exprese sus sensaciones después de comer, ¿no? Es decir, si lo que te parecía mucho te lo comes con hambre, te sacia y te deja con buenas sensaciones digestivas, ¿qué te hace pensar que sea mucho? Tu miedo a engordar. Y es justo ese miedo lo que te hace engordar.

Sí, aunque no eres consciente de ello, ese miedo a engordar y esa restricción sin sentido que te autoimpones es lo que luego te lleva a comer de más a lo largo del día o a tener un atracón de alimentos poco saludables, que te hace engordar. Y te mantienes en este ciclo toda la vida…

Piénsalo de esta manera. Si te pones en la peor de las situaciones, ¿qué es lo peor que puede pasar si aplicas durante un mes lo que te he comentado a lo largo del libro? ¿Coger dos kilos? ¿Tan aterrador es? ¿Merece la pena todo lo que puedes estar perdiéndote por el miedo a ganar dos kilos?

Piénsalo fríamente. De acuerdo, ganas dos kilos. En ese momento puedes pensar que todo lo que te he dicho no funciona, descartarlo, y al mes siguiente repetir lo mismo de siempre: matarte de hambre y perder no dos, sino tres kilos. Ya está, así de fácil es la solución. En serio, ¿crees que no merece la pena soltar el control durante un mes?

Es como si te digo: «Oye, si me das cien euros, puede que los multipliques por diez; lo peor que puede ocurrir es que pases un mes con cien euros menos, ya que al siguiente te los voy a devolver». ¿A que aquí ves muy clara la decisión? Puedes ganar muchísimo arriesgando muy poco. Pero, si nunca pierdes el miedo a pasar un mes con cien euros menos, jamás podrás recibir los mil euros un tiempo después. Es un miedo totalmente irracional, pero es la clase de miedo del que somos presa constantemente. Sé consciente de tus miedos para poder trascenderlos.

Que la comida no suponga un estrés

Otro aspecto fundamental para sanar tu relación con la comida es conseguir que la alimentación no sea un motivo de estrés, y uno de los requisitos es el siguiente:

**Que la alimentación se adapte a ti
y no tú a ella.**

¿Qué quiere decir esto? Pues que tienes unos horarios de trabajo y unos ritmos de vida óptimos para lograr tu propósito de vida. (¿Lo tienes?). Lo normal es que adaptes cuándo comes y lo que comes a esos horarios, y no lo contrario, que es lo que hacen muchas personas.

Si a ti te viene bien comer a las 12.00, a las 16.00 y a las 21.00, por horarios o preferencias personales, no te fuerces a comer a las 09.00, a las 13.00 y a las 19.00. Imagina que tu momento de mayor productividad del día es de 07.00 a 12.00. Y en vez de hacer lo más lógico, que sería aprovechar ese tiempo al máximo, te autoimpones romper toda tu inercia y concentración a las 09.00, en pleno apogeo de tu desempeño. Entre preparar la comida, sentarte a comer y el tiempo de hacer la digestión, en el que la sangre está en el estómago y no en el cerebro, hasta las 10.30 no empiezas a ser productivo de nuevo. Y lo peor es que has perdido la inercia y el foco, por lo que te costará un poco más volver al punto en el que estabas. Total, que de 11.00 a 12.00 sacas otra muy buena hora de trabajo, pero luego tienes que dejarlo, pues a las 12.00 toca una pausa obligatoria diaria por equis razones.

«Pero, Marcos, es que yo no aguanto sin comer hasta las doce». No aguantas ahora porque no tienes flexibilidad metabólica, pero en cuanto apliques todo lo propuesto aquí serás capaz, y sin ningún problema. ¿Eres consciente de las dimensiones de lo que me propongo aportarte con este libro? Esto va mucho más allá de la alimentación; va de paz mental; va de poder vivir una vida con significado; va de permitirte llevar a cabo tus propósitos; va de felicidad, al fin y al cabo.

Muy de la mano de esto que acabo de comentarte va lo siguiente. Ahora está de moda el tema de sincronizarse con los ritmos circadianos; es muy importante (te hablaré de ello ligeramente más adelante), pero si es algo que te resta más que te aporta, cuidado. Es decir, si te estresa tener que cenar antes de las ocho (se va el sol y has oído que es importantísimo comer con la luz del sol), no merece la pena. El estrés será más nocivo que el hecho de cenar a las nueve de la noche.

La conciliación familiar es muy importante. Por desgracia, en la sociedad en la que vivimos, a veces la cena es el único momento que podemos compartir con nuestra pareja e hijos. ¿Quieres pasar ese momento, que debe ser de relajación, disfrute, unión, socialización, etc., sufriendo internamente porque son las nueve de la noche y «deberías» estar cenando una hora antes? Por favor, ser capaz de vivir en el presente y estar con los tuyos es mucho más nutritivo que cenar una hora antes.

Por lo tanto, coge tus horarios y, en función de ellos, decide qué estructura de comidas te viene mejor. Recuerda: si sabes qué aportar a tu cuerpo, lo haces en las proporciones que has aprendido y sigues la regla de comer hasta saciarte, serás capaz de nutrirte de igual manera ya hagas dos comidas principales, tres, o dos comidas y un pequeño tentempié entre esas dos. Y, ojo, si algún día se da la situación de que solo puedes comer una vez, también sabrás qué elegir. De esta forma sentirás una mayor conexión y armonía entre todas las facetas de tu vida.

Sé flexible

Para que la comida no suponga un motivo de estrés, tienes que ser flexible, y para ello debes saber alimentarte aportándole a tu cuerpo los nutrientes que necesita. La vida es cambio constante; son imprevistos. No podemos vivir con rigidez hasta el punto de que cualquier alteración de lo previsto nos genere estrés y malestar. Debemos saber jugar nuestras cartas para resolver cualquier imprevisto. Quiero ponerte dos ejemplos de situaciones típicas para que entiendas aún mejor el valor de todas estas enseñanzas.

Algo muy común es que nos surja alguna comida de trabajo durante la semana. La persona rígida y que no sabe alimentarse ya estará preocupada. Esa comida le fastidiará su planificación y sus objetivos. Ese simple hecho le supondrá un estrés durante las horas previas y le trastocará el resto del día, pues no sabrá cómo reestructurar su alimentación. ¿Por qué? Porque no entiende lo que come; solo sigue lo que pone en el plan. De hecho, es algo muy común, y cada vez más, que las personas rechacen eventos sociales por miedo a salirse de su plan. No es una crítica; yo he estado ahí. Veamos cómo procederá quien lleva una alimentación consciente. (Voy a complicar al máximo la situación para que veas todo lo que serás capaz de hacer una vez que sepas alimentarte. Es decir, voy a mostrarte todas las decisiones posibles). Al salir de casa, tenía pensado desayunar a las 12.00, hacer su comida a las 16.00 y terminar cenando a las 21.00. Al poco tiempo de llegar a la oficina le comunican que van a organizar una comida a las 14.00 con todo el equipo y le preguntan si le apetece sumarse. Por supuesto que sí, dice, y además está feliz de tener esta experiencia tan nutritiva con la que no contaba. Entonces piensa:

1. «Vale, posiblemente tenga hambre antes de las 14.00, pero no me preocupa, pues soy flexible metabólicamente y puedo aguantar dos horas más sin problema. En cualquier caso, teniendo en mente que cuando salga a comer quiero elegir opciones saludables maximizando la densidad nutricional para no salirme de mis objetivos, y en ese restaurante solo podré comer vegetales y una buena fuente de proteína (es decir, no aportaré nada de energía), y como luego me espera una dura tarde de trabajo, prefiero adelantar el desayuno a las 10.00 hoy. En el desayuno no comeré todo lo que me había traído; priorizaré un poco más la grasa y dejaré algo de la proteína. De esta manera seguiré llegando con hambre a la comida de empresa y habré cubierto el aporte de grasas que luego no podré ingerir, de tal manera que tendré energía por la tarde. Soy consciente

de que, al no haber suministrado energía en la comida, puede que por la noche tenga más hambre de lo normal, por lo que no me privaré de comer más patata de la que tenía pensado incluir como fuente de energía si se da el caso».

2. «Vale, posiblemente tenga hambre antes de las 14.00, pero no me preocupa, pues soy flexible metabólicamente y puedo aguantar dos horas más sin problema. Teniendo en mente que vamos a ir a un restaurante que me encanta y donde preparan unos alimentos que hace mucho que no como, no quiero desaprovechar esta oportunidad. Decido conscientemente que voy a salirme del plan que me acerca a mis objetivos. Decido, además, no hacer el desayuno que tenía pensado; así llegaré con más hambre a esa comida y la disfrutaré más. Después de esa comida soy consciente de que pueden ocurrir dos cosas:

a) »Que la comida haya sido demasiado copiosa y me deje con más inflamación y pesadez de lo normal. En ese caso, no cenaré porque no sentiré hambre (al tener un buen metabolismo) y así daré descanso a mi intestino, lo cual me viene muy bien. Y, por qué no decirlo, al saltarme una comida estaré compensando el posible exceso de energía en que incurriría si hubiese cenado». En esta última frase, la diferencia sutil viene no del comportamiento, sino de su procedencia. La persona que tiene una mala relación con la comida se castigará por comer fuera, se sentirá culpable y no cenará como conducta compensatoria, aunque tenga hambre. La persona que lleva una alimentación consciente lo hará desde un punto de vista totalmente diferente y sano.

b) »Que la comida haya sido copiosa, pero no lo suficiente para que no tenga hambre de cenar. En ese caso, analizaré lo que he comido y podré deducir qué ceno. Como la comida será muy alta en energía de carbohidratos, y baja en proteína, vegetales y grasa, mi cena priorizará la proteína y los vegetales y, si acaso, añadiré algo de energía de las grasas».

3. «Vale, posiblemente tenga hambre antes de las 14.00, pero no me preocupa, pues soy flexible metabólicamente y puedo aguantar dos horas más sin problema. De hecho, hoy justo me viene bien porque tengo un poco más de trabajo de lo normal y por la tarde seré menos productiva. En cualquier caso, teniendo en mente que cuando salga a comer quiero elegir opciones saludables maximizando la densidad nutricional para no salirme de mis objetivos, y en ese restaurante solo podré comer vegetales y una buena fuente de proteína (es decir, no aportaré nada de energía), voy a llevarme unos frutos secos y dos onzas de chocolate negro para comérmelos de postre y que sea una comida más completa. De esta manera podré aguantar hasta la cena con buenos niveles de energía. En la cena escucharé a mi cuerpo. Puede que me pida algo más de comida de lo normal porque no habré desayunado. En ese caso se lo daré».

¿Eres consciente del grado de dominio de la nutrición que tiene esta persona y de la tranquilidad que le aporta? Tú puedes ser esta persona si al terminar este libro aplicas todo lo que te indico y tienes la paciencia de disfrutar del proceso. Por supuesto, a este grado de dominio no llegarás de un día para otro.

No debes sentir que tienes restricciones

Por último, un aspecto clave para una buena relación con la comida es sentir que no tienes restricciones. Si restringes un alimento que deseas comer, aumentarás las probabilidades de acabar comiéndolo desde la ansiedad. «Pero, Marcos, tú has dicho que hay muchos alimentos que debemos evitar. ¿Cómo compagino estas dos ideas?». Muy buena pregunta.

La persona que restringe en contra de su voluntad es la que tendrá problemas. La persona que restringe desde la libre elección motivada por la comprensión de la información aportada no tendrá problemas.

Es decir, no es lo mismo que dejes de comer pan blanco porque alguien te lo ha dicho y sin querer dejarlo realmente, ya que te gusta mucho, a que dejes de comerlo porque tienes toda la información acerca de lo nocivo que es para tu salud y eres tú quien elige libremente y de buena voluntad que no quiere comerlo, al menos el 90 % del tiempo.

Lo que ocurre es lo mismo: restringes un alimento. Sin embargo, las consecuencias son totalmente diferentes. Por eso voy muy en contra de las corrientes buenistas de abordaje de los trastornos de la conducta alimentaria (TCA), según las cuales no debemos restringir ningún alimento para sanar nuestra relación con la comida. No, todo lo contrario. Esos alimentos han favorecido enormemente tu mala relación con la comida, por sus efectos sobre tu salud y tu estado emocional.

Una alimentación saludable es la que restringe la mayor parte del tiempo los alimentos que dañan la salud. La clave está en el lugar del que procede esa restricción. Si viene de la autoimposición interna o externa, pero sin convicción, sin una voluntad real, dará lugar al efecto contrario al deseado. Posiblemente derivará en atracones y en episodios de ansiedad con la comida. En cambio, si surge desde la conciencia y es una elección voluntaria, si quieres de verdad, en ese caso sanarás tu relación con la comida y llevarás una alimentación mucho más saludable.

Vuelvo a las palabras que escribí al principio de este libro: «Lo paradójico de este cambio de perspectiva es que empiezas a disfrutar mucho más aun cuando comes alimentos menos saludables, pero que nutren ese placer hedónico o ese disfrute del paladar. Lo haces con total conciencia y, sobre todo, sin culpa, pues tienes la mente tranquila sabiendo que te cuidas el 90 % del tiempo. Además, al tener el sentido del gusto regulado, sientes incluso con más intensidad esos alimentos. Son todo ventajas».

Y quiero añadir lo siguiente:

**Cuando sientes que eres tú quien tiene
el control de tu alimentación, y que no son
los alimentos los que te controlan a ti,
la mejora en tu bienestar es trascendental.**

¿No es maravilloso poder decir «Hoy quiero cenar una pizza», cómetela sin culpa, disfrutándola, sin darte un atracón, y al día siguiente proseguir con tu alimentación y tu vida normal?

Igual prefieres restringir esa pizza sin conciencia y en contra de tu voluntad durante una semana, y cuando llegue el viernes, en un ataque de ansiedad, no cenarte una pizza, sino una y media, y aparte, motivado por esa restricción y la ansiedad por la comida, tomarte de postre medio kilo de helado y un paquete de galletas. Por supuesto, al día siguiente te sentirás como la mierda, lleno de culpa, te odiarás y odiarás tu cuerpo, y en consecuencia tendrás dos días más de conductas autodestructivas.

Si sientes que restringes un alimento en contra de tu voluntad, no lo hagas. Necesitas más información o simplemente tiempo para asimilar e interiorizar esa información antes de restringir ese alimento desde la conciencia y la libertad de elección.

9

Obsesión con la alimentación y gestión de la información

Te aseguro que soy una de las personas más informadas sobre alimentación en todos los entornos en los que me muevo: clientes, familia, amigos, etc.; pero, al mismo tiempo, soy una de las que menos se obsesionan.

Muchas personas, cuando me conocen y me ven comer algún alimento que, según sus expectativas sobre mí, no debería probar, se sorprenden y lanzan una pregunta similar a esta: «¿Tú comes esto? ¿No dices que es tan malo?». Y mi respuesta es: «¿Y? ¿Y qué?».

Lo importante es comer ese alimento siendo consciente de que es nocivo para la salud. Yo lo soy y, aun así, puedo disfrutarlo en un momento puntual. Obsesionarte con la alimentación hasta el punto de que te impida disfrutar de una comida social en un restaurante porque «está cocinada con aceites vegetales de semillas», o hasta el punto de que te lleves un túper a la comida en casa de tu abuela, es todo menos saludable.

Las personas no se dan cuenta de que esta obsesión, este control exhaustivo sobre lo que se llevan a la boca, es mucho más nocivo para su salud que todo lo que pretenden evitar. Ese estrés constante que se generan es mucho peor para el metabolismo que la inflamación de esa comida puntual.

No debe haber fricción en tu alimentación. Cuando hayas integrado la alimentación consciente no te plantearás lo que comes. ¿En qué sentido? Pues en el de que en cada momento toca una cosa. Como se lee en la Biblia: «Todas las cosas bajo el sol tienen un tiempo y un momento».

En tu día a día, cuando comes en casa y no hay ningún imprevisto, si llevas una alimentación consciente no te plantearás comer otra cosa que lo saludable. No está en tu cabeza; no te apetece; no te lo pide el cuerpo; no es una posibilidad. Es que ni siquiera lo piensas, créeme. Igual que, cuando salgas a cenar por ahí, tampoco te plantearás si lo que comes es más o menos saludable. Comerás lo que haya o lo que quieras, y punto. A esa paz mental aspiramos. Se puede conseguir, te lo aseguro.

No te centres en nimiedades

Mi recomendación es que no te centres en nimiedades, sino en lo básico y más importante. Domínalo y, si quieres, ve dando entrada a cuestiones más complejas en tu vida. Me refiero a que no te obsesiones con los microplásticos que contienen las botellas de agua si ni siquiera llevas una alimentación saludable ni entrenas la fuerza ni duermes siete horas de calidad.

¿Sabes qué ocurre? Que esta es solo otra de las muchas formas que tenemos de engañarnos a nosotros mismos. Son siempre muy sutiles, pero de esto se trata, de poner conciencia. No te das cuenta, pero mientras te preocupas de los microplásticos albergas la percepción de que estás cuidando tu salud, y en el fondo no es así. Te preocupas de los microplásticos, pero no de lo que verdaderamente mejorará tu salud; por ejemplo, entrenar la fuerza. ¿Sabes por qué? Porque esto último requiere mucho trabajo. En cambio, estar pendiente de esta serie de nimiedades supone un esfuerzo mínimo.

Te da la sensación de que prestas atención a tu salud, pero en el fondo de tu corazón, si miras con detenimiento, sabes que no estás llevando a cabo lo importante porque cuesta mucho trabajo. Sin embargo, de manera inconsciente y con el objetivo de tranquilizarte, pierdes el tiempo dando excesiva importancia a los microplásticos, los pesticidas de las verduras y el cloro del agua del grifo.

Por otro lado, e incluso aunque tengas todo lo importante bajo control, dar demasiada importancia a según qué cosas y en según qué contextos resta más que suma. Por seguir con el tema de los microplásticos y el agua filtrada, imagina que en tu día a día filtras el agua y bebes siempre en envases de cristal. Está perfecto. Ahora bien, si un día estás por la calle y te entra sed y empiezas a emparanoiarte porque no quieres comprarte un agua embotellada por los microplásticos, déjame decirte que tienes un problema. Si estás en casa de un amigo, te da agua del grifo y sientes preocupación, tienes un grave problema.

La vida ya es demasiado difícil de por sí. No te la hagas imposible. La excesiva rigidez es problemática. Ya lo he comentado varias veces a lo largo de este libro.

**Lo rígido tiende a romperse;
lo maleable es capaz de recuperar
su posición.**

Redes sociales

Esta obsesión con la alimentación y el cuidado de la salud proviene del momento histórico que vivimos, en el que estamos sobrepasados por el exceso constante de información. Hay tantísima, tan diversa, tan contraria y a veces tan específica, que de nuevo, si no somos conscientes de ello, podemos tener grandes problemas.

Cuidado con las redes sociales y con el exceso de información. Me llegan tantas personas con este problema... Su cabeza es un caos; ya no saben qué creer y qué no; no tienen seguridad en ninguna de las acciones que emprenden. Esto es un infierno. Tienen parálisis por análisis debido al exceso de información.

Lo primero que quiero dejarte claro es que es vital que no tomes la posición de víctima en esta situación. Estos son algunos mensajes típicos que recibo a diario:

- «A ver si os aclaráis».
- «Cada uno dice una cosa».
- «No se puede comer nada si os hago caso a todos».

No. No es responsabilidad mía cómo te afecte o influya mi información, ni mucho menos lo que dicen otros profesionales... La responsabilidad es siempre de cada uno. Siempre, en la vida: máxima responsabilidad individual. Todo recae sobre ti, lo que no quiere decir que sea por tu culpa. Yo no puedo hacerme responsable de cómo gestionas o interpretas la información. Eso es cosa tuya.

¿Por qué a mí no me influye ni me obsesiona la información de los microplásticos? Porque sé gestionarla, posicionarla y darle la importancia que se merece.

Si no sabes gestionar la información, deja de consumirla. Estás hiperestimulado. Basta. Si no tienes tiempo de cuestionar los datos que te llegan, investigar por tu cuenta o aprender más para sacar tus conclusiones, deja de meter más información en tu cerebro. No te hace ningún bien.

Si ves una cuenta en redes sociales que te genera estrés y malestar, que te hace obsesionarte, que te lleva a sentir que lo que haces nunca es suficiente, deja de seguirla. Si no tienes criterio para discernir entre toda la información, céntrate en dos o tres personas en las que creas que puedes confiar, o que al menos te transmitan tranquilidad. Tal vez no estén en lo cierto en todo, pero al menos tendrás una base que te aporte seguridad y tranquilidad.

Siempre que una persona empieza a trabajar conmigo y viene con este contexto le digo lo siguiente:

«Vas a prometerme que durante estos tres o cuatro meses solo consumirás la información que yo te aporto. Eso no quiere decir que sea la más correcta. Sin embargo, para poner en práctica lo que te digo tienes que confiar en mí. Si dudas, no aplicarás mis recomendaciones y nunca podrás experimentar en ti si lo que afirmo es o no cierto».

Te insto a ello a ti, que estás leyendo este libro. ¿Vas a comer más carne roja y más huevos durante los próximos meses? Hazlo con decisión y con la convicción de que es lo correcto. De lo contrario, a las tres semanas lo dejarás y entonces nunca sabrás si es positivo o negativo para ti. ¿Crees en la alimentación vegana? Lo mismo te digo. Adelante, pero pruébala con decisión durante meses para poder sacar tus conclusiones. Si al mes vuelves a comer carne y huevos, nunca sabrás si es una buena alimentación.

Y aplica lo mismo a todas las áreas de la vida. ¿Crees en una persona? Apuesta al máximo por esa relación; sin medias tintas. De lo contrario, aunque pueda funcionar, no lo hará, y no podrás saber si era la persona adecuada. ¿Sigues pensando que este libro va de alimentación? Va de conciencia. La conciencia en tu alimentación dará paso al aumento de la conciencia en el resto de los ámbitos de tu vida. Y eso es lo que te permitirá vivir una vida más plena y feliz.

Las redes sociales pueden ser una herramienta muy potente, pero debes conocer la importancia de recibir adecuadamente la información. Sé consciente de cuánta eres capaz de tolerar, de cómo la interpretas y la asimilas, y diferencia entre la que te aporta y la que te resta. Todo ello, no lo olvides, es tu responsabilidad.

Necesitamos un mundo de personas más responsables, que asuman todo lo que les ocurre, sea o no culpa suya. De eso trata la vida, de asumir cada vez más responsabilidad. ¿Qué diferencia a un niño de un adulto?

10

Relación con tu cuerpo

Aunque este es un libro de alimentación, es necesario incluir este apartado. Debido a mi propia experiencia y a la de las personas con las que he trabajado, sé que no podemos separar la relación que tenemos con la comida de la que tenemos con nuestro cuerpo.

La relación con tu cuerpo determina tu relación con la comida

Tal y como he comentado en varias ocasiones, ejercemos de tiranos de nuestro cuerpo y le exigimos que sea de una forma determinada. La persona que quiere ser más delgada, y le cuesta, tratará de matar a su cuerpo de hambre, mientras que aquella que quiere ganar masa muscular, y le cuesta, atiborrará a su cuerpo de comida.

No nos damos cuenta de que el cuerpo no es como las cortinas de casa, que podemos cambiar cuando queramos eligiendo el diseño que más nos guste. Nuestro cuerpo es el que es, y solo podemos modificarlo hasta cierto punto; con esfuerzo, no con tiranía, y siempre desde la perspectiva del amor propio y la autoaceptación.

A las personas que quieren trabajar conmigo para mejorar su aspecto físico (normalmente, perder grasa) siempre les digo esto:

No puedes odiar tu cuerpo. Debes ser capaz de quererlo y aceptarlo como es ahora para poder cambiarlo.

Y no me refiero a aceptarlo desde la perspectiva de que todos los cuerpos son válidos, da igual el peso que tengas o las enfermedades metabólicas que arrastres. No me refiero a esa clase de aceptación, sino a aceptar la realidad, mirarla de frente y decir: «Este es mi cuerpo ahora mismo y lo acepto. Soy capaz de mirarlo en el espejo tal como es, sin odiarlo. No me escondo ni me evado de la situación, pero tampoco me autodestruyo con la crítica. Me quiero, me trato bien y emprendo los cambios que voy a llevar a cabo desde el autocuidado, no desde el odio».

Cuando tienes cualquier problema relacionado con tu manera de ser, necesitas mirarlo de frente. Por ejemplo, si eres egoísta tendrás que aceptar que lo eres. Solo en ese momento podrás empezar a cambiar. Pues exactamente lo mismo pasa con tu cuerpo. Mentalízate de que, hasta que no seas capaz de aceptarlo tal y como es ahora, no podrás cambiarlo.

Cada célula de tu cuerpo escucha lo que piensas de ti. Tu cuerpo es tu socio. Tienes que conseguir que trabaje para ti, que sea tu aliado, que esté contigo en esto.

Te pondré el símil de montar una empresa. Imagina que quieres montar una empresa con tu hermano y que tú llevas el mando de la situación. No estás contento con su desempeño y deseas que lo cambie. ¿Qué crees que será más efectivo?

- Criticarle despiadadamente y hacerle la vida imposible para que haga las cosas como tú quieres.

- Expresarle de manera empática que no estás contento con su desempeño; decirle que valoras mucho su esfuerzo y sus intenciones, pero que no están siendo suficientes; explicarle de forma asertiva cómo quieres que se hagan las cosas, y motivarle con unas palabras que le muestren su verdadero potencial si las hace de esta manera.

Ni que decir tiene que si alguna opción ha de funcionar será la segunda. Y, en el caso de que no funcione, al menos no te cargarás la relación con tu hermano de por vida, que no vas a tener otro. Pues lo mismo se aplica a la relación con tu cuerpo. Si la crítica, el odio, el desprecio y el castigo no te han funcionado hasta la fecha, ¿por qué no pruebas la aceptación, el autocuidado, el amor propio y el esfuerzo realizado desde una perspectiva sana?

Voy a contarte algo que tal vez te despierte incredulidad, pero creo que es importante para que entiendas lo que trato de expresar. ¿Sabes qué tienen en común la mayoría de las personas que acuden a mí con enfermedades autoinmunes? Que llevan desde muy pronta edad odiando y criticando su cuerpo. Una enfermedad autoinmune es aquella en la que tu sistema inmunitario ataca a tu propio cuerpo. El sistema pensado para defenderte de lo ajeno y nocivo ataca lo propio y lo positivo. ¿Ves la relación? Tus células te escuchan. Si odias tu cuerpo todo el rato, las células del sistema inmunitario «pensarán» que se trata del enemigo y lo atacarán.

Y por esta razón cualquier acción emprendida desde el odio hacia tu cuerpo no tendrá efecto, pues tu cuerpo se opondrá por entero. La misma acción emprendida desde el amor propio y el autocuidado producirá un resultado diametralmente opuesto.

Muchas personas pensarán que esto último es muy místico. La perspectiva hiperracional y científica de Occidente limita nuestro pensamiento y nos impide ver la conexión tan real que existe entre la mente y el cuerpo. Las emociones son, si no la causa, el componente principal de la aparición de las enfermedades.

Analiza cómo es tu relación contigo mismo y con tu cuerpo, y presta atención a cómo afecta a tu forma de relacionarte con la comida. Verás muchas conexiones. Recuerda, el factor principal suele ser el miedo a engordar.

Tira la báscula a la basura

La maldita báscula; el dichoso peso; algo con lo que lidian tantas y tantas personas... Pesarse a diario es otra de las horribles costumbres que arrastramos y que el mundo del fitness, obsesionado con la cuantificación, se ha encargado de mantener.

Creo que hay pocas costumbres más nocivas para dilapidar la relación con el propio cuerpo. Si quieres sentirte miserable, sigue pesándote a diario. Si quieres impedir cualquier cambio en tu relación con la comida y con tu cuerpo, sigue pesándote todos los días, tratándote como un trozo de carne picada del supermercado, cuyo valor depende únicamente del peso.

En serio, no te das cuenta del daño psicológico que ejerce la báscula sobre ti hasta que no dejas de pesarte durante un tiempo. ¿Por qué? Por muchas razones que trataré de argumentarte.

La primera tiene que ver con qué cuantificamos en la báscula: el peso. Se trata de un pésimo indicador del progreso, sobre todo a corto plazo. En primer lugar, porque tú no quieres perder peso, sino grasa. La mayoría de las dietas de pérdida de peso te hacen perder mucho al principio, pero ¿cuánto de ese peso es grasa? Poco. La mayor parte es agua y músculo, y este es lo último que quieres perder. Además, cualquier plan de alimentación enfocado en la pérdida de grasa debe ir de la mano de un plan de entrenamiento de fuerza. Este tipo de entrenamiento estimula el crecimiento de la masa muscular. Debes saber que esta pesa mucho, pero ocupa mucho menos que la grasa. Si has iniciado un proceso de pérdida de grasa con alimentación y entrenamiento de fuerza, lo más probable es que al cabo de un mes hayas perdido grasa y ganado músculo al mismo tiempo (esta situación, por cierto, es la más deseable y se denomina «recomposición corporal»). Si te pesas, puede que no veas ningún cambio. Esto puede llevarte a pensar que tus acciones no están teniendo resultado, con lo que empezarás a boicotearte, abandonarás lo que te estaba funcionando y volverás a lo mismo de siempre: comer menos.

El segundo motivo por el que la báscula es mala idea tiene que ver con que el peso es un pésimo indicador de progreso a corto plazo, ya que varía mucho de un día para otro. Puede llegar a oscilar hasta tres kilos. Dependerá de la cantidad de heces pendientes de expulsar, del agua ingerida y de la retención de líquidos de ese momento. Esto último, sobre todo, afecta a las mujeres en los días del periodo. Te pongo otra situación común. Has perdido dos kilos de grasa en un mes, algo que puede no estar nada mal si lo has hecho de forma saludable y sin pasar hambre. Te pesas justo un día en el que tienes más retención de líquidos de lo normal y en el que aún no has ido al baño. Te subes a la báscula y ves medio kilo más que el mes anterior. Hala, ya la hemos cagado. Empezarás a boicotearte y volverás a lo de siempre: comer menos.

El último motivo tiene que ver con una cuestión de la que ya hemos hablado. Para conseguir un cambio de verdad, debes modificar tus acciones diarias, solo así cambiarás quién eres. Si, por ejemplo, una de esas acciones sigue siendo pesarte, nunca saldrás de ese bucle en el que llevas tantos años atrapado. ¿Qué te dices cada día cuando te pesas en la báscula, aunque no seas consciente de ello? «Mi valor y mi estado emocional de hoy dependen del numerito que salga en esa pantalla». Y esto les pasa a muchísimas personas, sobre todo a las mujeres. Se levantan, se pesan, ven en la báscula un kilo más que el día anterior (lo que ya hemos visto que no indica nada, pues el peso puede oscilar mucho) y entran en pánico. Su estado emocional ese día será pésimo.

Ya os hablé de mi experiencia con la dismorfia corporal (es decir, no ver la realidad en el espejo). La báscula alimenta este problema. ¿Qué ocurre? Al pesarte y ver en la pantalla un kilo más que el día anterior, piensas automáticamente: «Estoy más gorda». A partir de ese momento, en el espejo ya no verás la realidad, ya no verás que estás exactamente igual que el día anterior, sino que te mirarás esperando verte más gorda. ¿Y cómo te verás? Pues más gorda. De nuevo, ya la hemos cagado; ese día dudarás de tu proceso y tratarás de comer menos y hacer más ejercicio.

Esto último se acentúa aún más los días en que has comido fuera, con alimentos menos saludables y más inflamatorios. Tras una cena de este estilo es perfectamente normal que veas dos kilos más en la báscula al día siguiente. Eso refuerza la mala relación con la comida, la culpa y las conductas compensatorias. Para que te hagas una idea, yo he llegado a ver en mí mismo hasta cinco kilos de diferencia de un día para otro tras un día de comida familiar de esos que se van un poco de las manos. Pesarse en esta situación y, peor aún, dar importancia al peso puede ser un suicidio emocional.

Te cuento una pequeña anécdota para que veas otro de los problemas del peso; me servirá para ligarlo con otro aspecto. Un día no hace mucho tiempo estaba en casa de mi suegra; conversábamos sobre algo relacionado con la alimentación y de pronto sacó la báscula y se pesó. No venía a cuento, solo hablábamos de alimentación, pero ella sacó la báscula para pesarse. (Yo no me peso nunca desde hace muchos años. Sé que a lo largo del año mi peso oscila entre los 76 kilos, cuando estoy con un menor porcentaje de grasa, y los 80 kilos cuando estoy con un mayor porcentaje de grasa o entreno con más intensidad en el gimnasio, es decir, tengo más masa muscular). Justo en ese momento yo estaba en una etapa en la que me veía muy bien físicamente, con un porcentaje bajo de grasa y buen volumen muscular. En mi cabeza pensaba que estaría en torno a los 78 kilos, y les dije: «Ya veréis como adivino mi peso». Y me pesé y mi sorpresa fue brutal: la báscula marcaba 82 kilos. Créeme que me afectó; por un momento llegué a plantearme si no estaba tan bien físicamente como pensaba; si en realidad estaba «pasado» de grasa. Por suerte, ese pensamiento solo duró unos pocos minutos, pero me hizo darme cuenta de lo peligrosa que es la báscula; del poder que tiene; del poder que le hemos dado.

Esos 82 kilos significaban uno de mis mejores momentos de forma física de los últimos años. Me lo había currado más de lo normal en el gimnasio, incluso llevaba una alimentación más saludable que de costumbre. En consecuencia, tenía menos grasa y, además, había ganado una importante cantidad de masa muscular. ¿Cómo debía sentirme conmigo mismo? Pues increíblemente bien, tanto por mi esfuerzo y mi progreso como por lo que podía ver en el espejo. Y aquí es adonde quiero llegar...

Cambia la forma en la que mides tu progreso

Esta es la clave, alejarse del peso como método de cuantificar el progreso. Es más, alejarse de cualquier método para medir el cuerpo, como medir los perímetros con una cinta métrica. Es tóxico, a no ser que te dediques al culturismo.

¿En qué debemos centrarnos entonces? Principalmente, en tres aspectos:

- **La generación de hábitos saludables.** Si te centras en generar hábitos saludables, no tienes por qué prestar atención al peso, pues con el tiempo será inevitable que pierdas la grasa que te sobra. Si desarrollas el hábito de salir a caminar todos los días, el de entrenar la fuerza tres veces por semana, el de alimentarte de manera saludable la mayor parte del tiempo, el de dormir entre siete y ocho horas acostándote lo más pronto posible, el de aprender a gestionar mejor el estrés y las emociones…, ¿crees que no perderás grasa? Será inevitable.
- **El progreso físico en tus entrenamientos.** Por otro lado, como te he comentado, el entrenamiento es una parte muy importante de cualquier proceso de mejora de la salud. El problema de muchas personas es que entrenan de manera condicional. Me explico. Entrenan con expectativas, con exigencias hacia su cuerpo. «Salgo a correr en la medida en que me haga perder grasa» o «Voy al gimnasio en la medida en que vea resultados». Y, cuando no los ven, desisten; dejan de entrenar. El objetivo de entrenar no es la pérdida de grasa. Esa es solo una de las consecuencias a largo plazo. Te aseguro que, si eres constante entrenando varios años y progresando, tendrás un bajo porcentaje de grasa corporal si

lo acompañas de otros hábitos. **El verdadero objetivo de entrenar es el cuidado de tu cuerpo y el bienestar emocional que te aporta.** Se trata de un acto de amor propio. Cuando lo haces de manera condicional, te demuestras que no te quieres realmente. Te pongo una analogía. No dices la verdad esperando un resultado positivo a cambio; eliges decir la verdad porque sabes que es lo correcto en la vida. No entrenas por resultados. No te alimentas de manera saludable por resultados; lo haces porque es lo que debes hacer. Si no, te demuestras que no te quieres. Y, aunque no lo hayas verbalizado, te aseguro que tu falta de autoestima viene en parte de aquí, de que sigues ejerciendo de tirano con tu cuerpo: «Hago esto si...». Y así no funciona la vida. No le das amor a tu hijo esperando recibirlo a cambio. Por lo tanto, cuando te pongas a entrenar, por favor, céntrate en el progreso. Fíjate en si cada vez levantas más peso que antes; en si eres capaz de correr más tiempo o más rápido. Si te centras en esto, conseguirás disfrutar del proceso, pues sentirás que progresas. Y, qué casualidad, si consigues disfrutar del proceso y mantenerte centrado en él y no en si tu báscula marca un número menor, con el tiempo tu báscula marcará un número menor. **Valora tu cuerpo con relación a las cosas que te permite hacer.** Valóralo porque te permite hacer diez flexiones y no cinco como antes. Valóralo porque te permite disfrutar de una ruta de montaña de cuatro horas, cuando antes cancelabas el plan para no sufrir. Valóralo porque te permite volver a jugar con tus hijos al fútbol en vez de estar en una silla sufriendo porque no puedes darles ese tiempo de calidad.

- **Tus sensaciones.** Por último, quiero que empieces a poner conciencia en tus sensaciones del día a día. Para mí esto es alimentación consciente: aprender a poner el foco no en el cambio de peso, como hasta ahora, sino en los cambios que experimentas en tus sensaciones diarias. Y para ello debes tomar conciencia de estas sensaciones, tales como:

- Digestiones y salud intestinal
- Niveles de energía durante el día
- Concentración y capacidad cognitiva
- Calidad de descanso
- Rendimiento físico
- Estado de ánimo
- Niveles de estrés
- ...

La alimentación influye enormemente en todos estos aspectos. ¿Son o no importantes? Muchísimo. Sin embargo, centrándote en el maldito peso estabas dejando de lado lo relevante de verdad: cómo te sientes. De nuevo, te aseguro que si tu alimentación te ayuda a mejorar tu salud intestinal y tus digestiones, a elevar tu estado de ánimo y tus niveles de energía, a disfrutar más de cualquier actividad física, a dormir mejor, a tener menos estrés..., con el tiempo perderás grasa sí o sí. Es que es inevitable. Si todos estos parámetros mejoran, quiere decir que la salud de tu organismo es muy superior. Y la pérdida de grasa es una consecuencia de tener un mejor estado de salud.

Tal y como me gusta decir a las personas que trabajan conmigo: «Si ahora, con el cambio en la alimentación, sientes mayores niveles de energía, quiere decir que cada célula de tu cuerpo está produciendo más energía (o que hay más células de tu cuerpo produciendo energía). Y si cada célula de tu cuerpo produce más energía, puede realizar todas sus funciones. Si cada célula realiza sus funciones, tu organismo funcionará a la perfección. Un organismo que funciona a la perfección es un organismo que tiene un bajo porcentaje de grasa, así que tu cuerpo tenderá a ir hacia ese lugar. Tardará más o menos con relación al punto del que partas. Si llevas veinte años con una situación metabólica aberrante, ten paciencia».

Recapitulando:

Pon atención a la cantidad de hábitos saludables que estás generando, céntrate en tu progreso en el entrenamiento y pon conciencia en las sensaciones de tu cuerpo en el día a día.

Si todo esto mejora, estás consiguiendo que se produzca un cambio en tu cuerpo; y en tu persona, que es lo más importante.

Por otro lado, si sientes que te esfuerzas mucho y no ves resultados, antes de tirar la toalla sé sincero contigo mismo y piensa si has generado todos los hábitos que necesitas y has sido constante (constante de verdad, no tres semanas sí, dos no, dos sí...); piensa si estás avanzando en tus entrenamientos y si tus sensaciones del día a día son mejores que hace tiempo. Si no es así, no te compres tus excusas; aún tienes mucho esfuerzo por hacer.

11

La otra alimentación consciente

En el apartado anterior ya hemos hablado en parte de esta «otra alimentación consciente», sobre todo al mencionar el entrenamiento. Lo que voy a contarte cobra gran relevancia en el momento en que se entiende lo que ya te comenté al principio del libro:

La alimentación es solo una pequeña parte de la ecuación de la salud.

Y así me gusta decírselo a las personas con las que trabajo: «La alimentación solo llega hasta cierto punto». ¿Escribo un libro sobre alimentación y ahora te digo que no es tan importante? Sí lo es, es muy importante; es imprescindible. Esta última sería la palabra adecuada.

Es muy común esta pregunta: «¿Qué es más importante, la alimentación o el entrenamiento?». Nunca me ha parecido acertado poner una por encima de la otra ni establecer porcentajes. Desde mi punto de vista, se trata de aspectos condicionales, es decir, imprescindibles. No puedes elegir uno u otro. Y lo bonito es que no siguen un esquema de 1 + 1 = 2.

Se multiplican. La alimentación por sí sola está genial; es lo mínimo necesario para que el organismo funcione de la manera adecuada y no se deteriore más rápido de lo normal. Sin embargo, por sí sola no nos brindará un buen estado de salud, ni conseguirá que nos sintamos en nuestro máximo rendimiento mental y físico, ni permitirá que tengamos el aspecto físico que deseamos.

De igual manera, el entrenamiento por sí solo tampoco es suficiente para mantenerse sano, aunque mientras se es joven lo parezca. Por eso hay personas que se tiran toda la vida entrenando y no desarrollan un buen físico. Por eso hay personas que entrenan mucho, pero en su día a día van sin energía y no rinden mentalmente. Y voy incluso más allá. Entrenar durante gran parte de la vida con una alimentación pésima y deficitaria en nutrientes da lugar a que se aceleren los procesos de envejecimiento y a que a partir de cierta edad aparezcan, como de la nada, problemas metabólicos. Este es el caso claro del deportista de alto rendimiento que a los cuarenta años, tras una vida hinchándose de carbohidratos, desarrolla resistencia a la insulina, pues, por mucho ejercicio físico que haga, su cuerpo ya no es capaz de tolerar tanto castigo.

Entonces no es cuestión de uno u otro, ni de uno más que el otro. Se necesitan y, como he dicho, se multiplican… La alimentación te permite recibir todos los beneficios de un buen entrenamiento; permite que sus efectos positivos se multipliquen. Al mismo tiempo, el entrenamiento te permite recibir todos los beneficios de una buena alimentación; hace que sus efectos positivos se multipliquen; consigue que tu organismo funcione como una máquina perfecta para que los nutrientes y la energía vayan adonde tienen que ir.

Eh, pero espera un momento. Parece que estamos cayendo una vez más en el reduccionismo imperante en la sociedad actual, cada vez más desequilibrada hacia la especificidad del saber y cuyos individuos, en consecuencia, saben cada vez menos. Ocurre algo paradójico y es que, cuanto más sabes de un tema concreto, más te alejas de la realidad. Como se suele decir, el árbol te impide ver el bosque. Y, así, ocurre que el mayor experto del mundo sobre cómo entrenar la fuerza tiene poca idea de cómo conseguir una buena salud; el mayor experto sobre la fisiología de la célula humana tiene poca idea del funcionamiento del cuerpo humano en su conjunto y, por tanto, sobre cómo cuidar su salud. Y así sucesivamente.

Como te decía, podía parecer que estábamos cayendo en el reduccionismo de pensar que el entrenamiento y la alimentación eran lo único o lo más importante. Y nada más lejos de la realidad. ¿Qué quiero transmitirte a ti, que me lees? Que si solo te centras en la alimentación, estudias la alimentación, introduces cambios en tu alimentación, te obsesionas con tu alimentación, etc., acabarás pensando que todos tus problemas tienen su origen en la alimentación y se pueden solucionar con ella. Eso es lo que me encuentro a diario, personas que saben mucho de nutrición pero que necesitan mi ayuda para mejorar la salud.

Me gustan las metáforas. Aquí te dejo una: prefiero hacer diez puzles de cien piezas que tirarme toda la vida tratando de resolver un puzle de mil piezas sin éxito.

Creo en el ideal del hombre renacentista: una persona que sabe de todo con cierta profundidad; que, en consecuencia, tiene todos los aspectos en cuenta, y que, por tanto, está más cerca de la verdad respecto a un tema concreto. Con este libro me he propuesto que adquieras cierta profundidad sobre un tema concreto: la alimentación o la nutrición. Y con este apartado me he propuesto que tengas en cuenta el resto de los factores (nunca serán todos, pero al menos sí los más relevantes) que intervienen en una buena salud o en la consecución de tus objetivos.

Muchas personas están tan centradas en la alimentación, le dedican tantos esfuerzos esperando conseguir resultados, que, cuando no los obtienen, ¿sabes cuál es su reacción?, pensar que el problema está en su alimentación y, por tanto, cambiarla de nuevo. Y así se pasan la vida, consciente o inconscientemente, evitando las otras cosas que realmente necesitan una vez que su alimentación ya es mínimamente decente.

En este libro te explico las bases de la alimentación, pero una vez que las tengas, o más o menos las asientes, deja de complicarte y céntrate en lo que tienes que centrarte. «¿En qué, Marcos?». En la otra alimentación consciente.

Quiero que entiendas que no solo nos nutren los alimentos. Hay otro montón de cosas que nos nutren, tanto para bien como para mal, al igual que ocurre con los alimentos. Por ejemplo, la mantequilla te nutre para bien, mientras que la margarina, para mal. Así que vamos a hablar por encima de todos esos aspectos.

Tus emociones

Es muy difícil encarar este apartado, pues no quiero caer en frases como «la salud emocional es la base de todo lo demás» o «necesitas cuidar tus emociones». No quiero quedarme en la superficie ni aportarte información que olvidarías al poco rato de leerla. Quiero provocar un impacto en ti, un cambio real.

No he visto a nadie que esté enfermo y no tenga graves problemas emocionales. Me refiero a enfermedades serias, no a un simple resfriado puntual o una gripe. De hecho, con el paso de los años me he dado cuenta de que la raíz de todas las enfermedades es emocional. Hablo del detonante. Podríamos poner el ejemplo del tabaco y el cáncer de pulmón. La medicina moderna te dirá que el cáncer ha sido causado por el tabaco y, ante la contradicción de que otra persona fuma igual, o más, pero no tiene cáncer de pulmón, te dirá que eso se debe a la predisposición genética. Cuanto más se estudia, más se descubre que la genética posee menos y menos importancia. Para mí sería más adecuado hablar de predisposición emocional. Dos personas pueden tener los mismos hábitos nocivos para su organismo y que una desarrolle graves problemas de salud (casualmente, la persona infeliz, que padece ansiedad en su día a día, que arrastra ira y resentimiento...) mientras que la otra no (casualmente, la persona que se encuentra en paz con su vida, agradece lo que tiene, vive sin cuentas pendientes con los demás, con un propósito...).

En este apartado te expreso totalmente mi opinión. Te cuento lo que para mí se ha convertido en verdad después de ver a miles de personas e identificar ciertos patrones que se repiten constantemente. Si tú prefieres pensar que da igual lo que hagas, que padecer o no una enfermedad depende de la predisposición genética, perfecto. Me parece más interesante aportarte mi opinión, en función de mi experiencia y mis estudios, que repetirte como un loro lo que puedes leer en telediarios y noticias. Sin embargo, antes de continuar quiero resaltar una sutil diferencia de dramática importancia. Si te apoyas en el relato de la predisposición genética, te colocas en una posición de pasividad ante una enfermedad potencial. Si en el futuro tienes alzhéimer, pensarás: «Qué mala suerte». En cambio, si adoptas mi postura, podrás o no tener alzhéimer, pero al menos durante toda la vida habrás trabajado seriamente sobre tus emociones, y te aseguro que tendrás una vida mejor. El objetivo no es que te sientas culpable de tu enfermedad, sino que te hagas responsable de todos los aspectos que puedes controlar para evitarla.

Mientras lees esto, posiblemente se te esté pasando por la cabeza: «Ya me lo dirás cuando tú tengas un cáncer o lo sufra alguien querido». Seguiré pensando lo mismo, pues hay un montón de cuestiones sobre las que no tengo control y pueden influir en la enfermedad, como, por ejemplo, si he estado expuesto toda la vida a ciertos tóxicos o a radiaciones electromagnéticas excesivas sin darme cuenta. Sin embargo, estaré tranquilo conmigo mismo, pues al menos habré hecho lo posible por cuidarme y ser una mejor persona para mí y para los demás, que es lo que se consigue cuando se trabajan las emociones.

Para mí, prácticamente todo depende de la gestión emocional. Por ejemplo, lo que muchos, y yo el primero, consideran la causa de las enfermedades, el estrés crónico, para mí no es otra cosa que una mala gestión emocional. Una persona que está sometida a estrés crónico es, en primer lugar, alguien que ha perdido completamente el equilibrio en su vida. Te voy a poner un ejemplo común, el de la persona con problemas de estrés crónico por el trabajo.

Este estrés crónico por el trabajo puede venir de muchos frentes. Tenemos a quien es adicto al trabajo y que, aunque lo disfruta, está tan desequilibrado hacia ese frente que el cuerpo no puede descansar lo suficiente; además, antepone el trabajo a cualquier otra actividad necesaria para mantener la salud: movimiento, entrenamiento, exposición al sol, contacto social, sueño, ocio… Esa persona tiene un problema de gestión emocional, pues es poco consciente y no se ha trabajado a sí misma. Alguien consciente es capaz de darse cuenta de cuándo se desequilibra y, en ese momento, pasar a la acción para cambiar su situación.

También hay casos en los que el jefe —sus exigencias, su poca empatía, su manipulación, sus malas palabras, etc.— es el motivo del estrés crónico por el trabajo. No solo durante la jornada laboral; ese estrés se lleva a casa, y siempre se está sufriendo por esa situación y dándole vueltas a la cabeza. De nuevo, mala gestión emocional. Esas personas no saben poner límites, no saben comunicarse de manera asertiva porque tienen miedo de la reacción de los demás. En general, alguien con poca autoestima y que no se respeta lo suficiente acepta inconscientemente que la pisoteen. Por el contrario, hay quienes en esta misma situación consiguen que el poder que su jefe ejerce sobre ellos sea limitado, aunque, por supuesto, algo les afecte. Y al mismo tiempo, al haberse trabajado, son capaces de desconectar por completo cuando terminan su jornada, lo cual libera gran parte de ese estrés. Gestión emocional.

Otro ejemplo de estrés crónico por el trabajo es el de la persona que se ahoga en un vaso de agua. Tiene que hacer tres tareas que le han mandado y se agobia: empieza a tener ansiedad y se bloquea. No sabe vivir en el presente, está constantemente pensando en lo que tiene que hacer luego. Es decir, está con la primera tarea y al mismo tiempo piensa en las otras dos y en la lavadora que tiene que poner en casa (que, por supuesto, es superimportante), y eso le genera parálisis y la convierte en muy poco productiva. De nuevo, una mala gestión emocional. Es alguien con muy poca capacidad de tolerar el estrés, que no ha aprendido a vivir en el presente y que, al no ser consciente, no se da cuenta de que esa es la causa de sus problemas. Tampoco se percata, posiblemente, de que se organiza muy mal y de que su capacidad de establecer prioridades en la vida es nula.

Otra fuente de estrés crónico está relacionada con el aspecto económico. Me refiero a quien vive siempre estresado por no llegar a final de mes; como si ese estrés y ese agobio fuesen a cambiar algo. El único resultado será que piense con menos claridad y, por ende, no vea otras opciones que pueden ayudarle a mejorar su situación. Todo es gestión emocional. Esa persona no sabe aceptar su situación y vivirla con la mayor tranquilidad posible, pues ni siquiera es consciente de que puede. Cree que cuanto más preocupada se muestre ante sí y ante el resto, más significará que se esfuerza por cambiar su situación. Por otro lado, muchos problemas económicos surgen por tratar de vivir por encima de nuestras posibilidades, por el consumismo, por carecer de un mínimo de educación financiera. Y, una vez más…, una persona consciente es capaz de darse cuenta de todo esto y ponerle remedio.

Y ahora, como estarás a la defensiva, utilizarás la excepción para tratar de tirar por tierra todo lo que he dicho, en vez de darte cuenta de que mi objetivo es ayudarte. Me dirás: «¿Qué hay de la madre viuda y con dos hijos que necesita dos trabajos y dormir cinco horas para sacar a su familia adelante?». ¿Ese es tu caso? Te aseguro que esa madre, por desgracia, no tiene tiempo ni de leer este libro. Si te incomoda lo que lees significa que hay razón en mis palabras. Esa incomodidad es el despertar de tu conciencia. Por mi culpa, ya no puedes ignorarla.

Dentro de la gestión emocional, hay ciertas emociones negativas que resultan muy tóxicas para el organismo si se mantienen en el tiempo, en especial para los órganos. Ya hace miles de años que lo sabemos, por la medicina china, pero, por desgracia, no es información «científica». Esas emociones son la ira, la culpa, el resentimiento, el arrepentimiento, la decepción, la desesperanza, la tristeza, el miedo…

El diálogo interno también es imprescindible. Hay personas que se envenenan con sus propias palabras y con su propia percepción del mundo a través de sus pensamientos. Todo esto es gestión emocional.

¿Y cuál es la clave de la gestión emocional? En primer lugar, ser una persona consciente, una persona que esté dispuesta a ver y observar. Tendrás que observar dentro y fuera de ti para poder empezar a cambiar las cosas.

A las personas con las que trabajo me gusta plantearles una serie de preguntas claves para despertar la conciencia y poder empezar a eliminar todas esas emociones que nos enferman. La mala noticia es que requiere coger papel y boli, mucho esfuerzo y tiempo, y, sobre todo, sinceridad con uno mismo. No me pongas la excusa del tiempo, pues posiblemente inviertas cuatro horas al día en tu teléfono móvil. Y si no, al menos estás leyendo este libro, lo que indica que algo de tiempo libre tienes para reflexionar un poco sobre ti. ¿Sabes por qué hay tanta gente que lee mucho pero no le sirve para nada? Porque no aplican nada de lo leído, no trabajan sobre lo leído. Ahora voy a pedirte que trabajes ya sobre lo leído respondiendo a las siguientes preguntas. Si sigues leyendo, si no pasas a la acción y las respondes, he de decirte que estarás procrastinando. Darse cuenta de estas cosas ya es ser una persona consciente. Aquí van las preguntas:

- ¿Eres feliz? En caso negativo, ¿qué te haría feliz? Y no pienses en cosas externas, sino internas. Es decir, no pienses en una casa, un trabajo, etc.
- ¿Cómo es tu diálogo interno? A partir de la respuesta, pon conciencia y nunca más vuelvas a decir nada negativo sobre ti.
- ¿Qué es lo más importante para ti? Empieza a priorizarlo y date cuenta de si concedes importancia a algo que te resta.
- ¿De qué te sientes culpable? Perdónate a ti mismo y pide disculpas a esa persona, si es que hay una persona.
- ¿Tienes conflictos personales sin resolver, contigo o con otras personas? Anótalos y mantén todas las conversaciones difíciles necesarias, tanto contigo mismo como con los demás.
- ¿Tienes resentimiento? Acéptalo y comunícalo a la otra persona sin echarle en cara nada, solo transmitiendo tus sentimientos.
- ¿A qué estás dispuesto a renunciar para cambiar?
- ¿Cuáles son tus miedos? ¿Cuáles impiden tu crecimiento? ¿De dónde salen esos miedos? ¿Son necesarios?

¿Son reales? ¿Te ayudan a llevar una vida plena? Enfréntate a ellos uno por uno para darte cuenta de que no son para tanto.

- Escribe diez cosas buenas sobre ti. Empieza a valorarte y a centrarte en lo positivo.
- ¿Cuáles son tus objetivos vitales? ¿Cuál es tu propósito? Y no vale con una vaguedad. Esos objetivos son los que te permiten obtener experiencias positivas en el día a día. Si no encuentras uno, ya te digo cuál es el mejor y el que te ayudará a encontrar el verdadero propósito: convertirte en una persona consciente. Te ayudará a conocerte, y una vez que te conozcas encontrarás tu camino.
- Escribe qué cosas eres consciente de que no deberías hacer y aun así haces, y cuáles no haces y sabes que deberías hacer. Nadie mejor que tú mismo para decirte cómo actuar. No suele gustarnos que nos manden.

Si tienes la valentía de tomarte el tiempo suficiente para responder estas preguntas y pasar a la acción, el resto del libro casi carecerá de importancia. Te lo digo de corazón.

Las impresiones del mundo exterior

Al ser humano le gustan la novedad, la belleza, el arte, la naturaleza… Todas estas impresiones nutren el organismo una barbaridad. Realmente, le dan vida.

Vivir en un habitáculo desordenado, salir a la calle y ver solo bloques de pisos feos, meterse todos los días en la misma oficina con vistas a más edificios feos… Todo esto es una cárcel para el alma.

Debemos hacer lo posible por recibir impresiones nuevas o nutritivas con regularidad para salir de esa cárcel: encontrar ese hueco en nuestro día a día para ir a un parque con árboles, hacer esa actividad con la que vibramos y disfrutamos... No todo debe ser productividad entendida en el sentido moderno de la palabra. La expresión que yo uso con mis personas cercanas es: «A mí, jugar un rato al pádel me da la vida». Y es que literalmente me da la vida; me nutre.

Necesitamos algo nuevo que nos interese aprender: un libro, un hobby, un curso sobre un tema que nos llene... Que nuestra curiosidad nos nutra. Si no tienes curiosidad, te estás muriendo en vida.

Debemos poner un poco de nuestra parte para buscar estar en contacto con la naturaleza, aunque sea una vez al mes durante el fin de semana. No sabes cómo te nutren los entornos naturales a todos los niveles. Una ruta cerca de un río o por la montaña, un paseo por el bosque, una visita al mar... Todo esto es nutrición.

Ver una buena película, visitar un museo, ir al teatro, pasear por una zona donde haya una bonita arquitectura... Todo esto te nutre también.

Por último, las personas con las que te relacionas también te nutren para bien o para mal. Esto también son impresiones del mundo interior.

El amor

Este apartado iba a denominarse «Tus relaciones sociales». Sin embargo, creo que hablar de relaciones sociales se queda corto. Estas nos nutren; de hecho, son uno de los aspectos más importantes para tener una buena salud. Somos seres sociales; necesitamos de otros seres humanos para funcionar. Es algo que incluso puede verificarse a nivel fisiológico, donde el contacto con otras personas (abrazos, caricias, sexo, etc.) regula nuestro sistema hormonal positivamente. Por otro lado, sabemos que el aislamiento y la soledad son una de las principales causas de suicidio y aumentan la mortalidad por toda causa. Necesitamos las relaciones sociales como si de alimento se tratase. Tener buenas relaciones o interacciones sociales positivas nos nutre enormemente. Tener personas con las que charlar y expresar nuestras emociones, con las que reír, con las que compartir ciertos momentos… Todo eso es nutrición, y es una parcela que muchas veces descuidamos.

Sin embargo, quiero ir un poco más allá. No solo nos basta con las relaciones sociales. Necesitamos tener relaciones sociales de calidad y profundidad. Necesitamos que nuestra vida esté llena de amor; amor recibido y amor dado. El amor es la fuerza que mueve el mundo. De hecho, quiero compartir contigo uno de los mantras que escribo todas las mañanas para que veas mis prioridades en la vida: «Salud, amor y mi misión». En ese orden.

Una parte de mi misión, por ejemplo, es la escritura de este libro. La salud es lo que me permite llevar a cabo mi misión y disfrutar de todas las impresiones que me aporta la vida. Y la impresión que sin duda considero más importante y nutritiva es el amor.

Hay cierta clase de personas que siempre dan «amor» al resto. Y lo pongo entre comillas porque realmente no dan amor. Para poder dar amor de verdad necesitas, primero, quererte a ti mismo. Ellas mendigan aceptación y amor tratando de agradar constantemente a los demás (yo era esta persona). Lo peor es que ni dan amor de verdad ni son capaces de recibirlo, pues, cuando no te quieres, no te sientes merecedor del amor del resto. Además, posiblemente se te acerquen personas que en realidad no te quieren, que solo están a tu lado por interés, porque las haces sentirse bien o porque pueden aprovecharse de ti, y no hay nada más doloroso que eso. Por eso, el amor propio es condición imprescindible.

Aun así, y aunque hoy está de moda ensalzar el amor propio, este no es ni de lejos lo más importante. Quiérete mucho y muy bien, sí, pero ya te digo que como no tengas amigos de verdad, una pareja con la que compartir lo más profundo de ti o una familia que te apoye, te sentirás vacío. Nada merecerá la pena en esta vida si no puedes compartirlo con personas que te aprecien de verdad. Y que te aprecien de verdad es importante, pues no puedes engañar a tu alma. Podrás tener mogollón de colegas, mogollón de relaciones de una noche, pero como no tengas relaciones profundas, tarde o temprano te sentirás solo.

Cultiva el amor, aprende a amar de verdad e incondicionalmente, da amor de forma constante, aprende a recibirlo (algo en lo que muchas personas fallan)... Si tienes este pilar en tu vida, ya está casi todo hecho: te estarás aportando uno de los nutrientes más importantes.

Para poder experimentar el amor de verdad, necesitamos cultivar uno de los valores más importantes en esta vida: el valor del compromiso, que por desgracia se ha perdido en la sociedad actual. El compromiso es lo que confiere significado a las relaciones, lo que permite que se construya el amor de verdad.

El amor es una fuerza sanadora. Tiene la capacidad de curar tu organismo y de curar a otros. Cultívalo y no te olvides de su nutrición.

La exposición al sol y a la luz

El sol es vida. Tal y como dice Ernesto Prieto Gratacós: «La vida empieza a los 40 ng/dl».[57] Este valor se refiere a los niveles de vitamina D en sangre.

La vitamina D no es en realidad una vitamina, es una hormona. Todas las células del cuerpo tienen receptores para la vitamina D, lo que significa que ejerce una función reguladora y moduladora en todo el organismo. Es necesaria para todas las funciones, y una de las más importantes es la de potenciar o garantizar la actividad del sistema inmunitario, nuestras defensas. Por ejemplo, recientemente se comprobó que un factor de riesgo de sufrir alguna complicación por la enfermedad COVID-19 eran unos niveles séricos (en sangre) bajos de vitamina D.[58]

Ahora no vamos a hablar de suplementación; lo haremos más adelante. Sin embargo, quiero que quede claro que ni toda la suplementación con vitamina D del mundo puede paliar la falta de sol. El sol es muchísimo más que vitamina D, así que no quiero que pienses: «Me tomo un suplemento de vitamina D y ya puedo estar tranquilo». No, para nada. El sol es fuente de energía, es vital para la salud de tu piel, para la regulación hormonal, para el funcionamiento del metabolismo, para el crecimiento del pelo y de las uñas, para tener un buen estado de ánimo...

Antes de que nos hicieran creer que el sol causa cáncer de piel, cuando en realidad nos protege,*[59] una práctica común de la medicina era recetar baños de sol: se obligaba a los enfermos a exponerse al sol como parte del proceso de recuperación. ¿No te ha pasado que en verano tienes menos hambre? ¿No te pasa que cuando el día es soleado tienes más ganas de hacer cosas, como que estás más animado? Puede que seas de esas personas a las que, por la falta constante de exposición al sol, este las aplatana, las cansa. Esto es un síntoma claro de que necesitas aumentar tu tolerancia al sol

* El cáncer de piel resulta de una exposición excesiva al sol de una piel desadaptada; si te interesa profundizar en el tema, te recomiendo que investigues sobre el concepto «callo solar».

y exponerte. Por supuesto, siempre que hablo de exposición al sol me refiero a sin crema solar. Progresa en función de tu nivel de tolerancia. Cuando sientes que te quema la piel es buen momento para retirarte. Sí, es sencillo. El cuerpo tiene mecanismos para evitar que nos quememos, pero como estamos tan desconectados de él...

Por muy perfecta que sea tu alimentación, si no consideras la exposición diaria al sol como parte de esta no estarás sano ni podrás conseguir tus objetivos.

Ritmos circadianos

El modo de vida moderno desequilibra un código universal primordial, y profundamente enraizado en nuestro ADN, que regula la salud; bueno, la de cada una de nuestras células, y por tanto... la de nuestro cuerpo: los ritmos circadianos.

Las células tienen un reloj interno que les indica cuándo realizar sus procesos biológicos. Todos estos minirrelojes celulares dependen de un reloj central llamado «núcleo supraquiasmático» (NSQ), el cual responde a estímulos lumínicos (luz). Por su parte, los minirrelojes responden a estímulos alimentarios.

En la retina existe un pequeño sensor de la luz azul que envía señales al NSQ para que sea conocedor del ciclo día-noche y ajuste el resto de los relojes internos a fin de que todo funcione correctamente. Así pues, para sincronizar nuestros relojes circadianos o, lo que es lo mismo, para sincronizarnos con los ritmos circadianos, necesitamos darle al cuerpo un feedback del momento del día en que nos encontramos, y se lo aportamos a través de la luz del sol. En función de la potencia lumínica (lux) que entra a través del ojo y del ángulo con el que penetra esta luz, el NSQ determina el momento del día y nos sincroniza.

Estar sincronizados significa que el cuerpo lleva a cabo las funciones biológicas que le corresponden en cada momento. Es decir, que funciona bien. No es de extrañar que la desincronización con los ritmos circadianos sea una de las causas de desajuste metabólico y hormonal que no solo conducen al aumento de peso, sino a otras muchas enfermedades.[60,61]

Lo mejor para sincronizarse (recuerda que este sistema evolucionó hace millones de años) es estar al aire libre, donde recibimos este estímulo lumínico y todo fluye con normalidad. ¿Qué ocurre? Que el estilo de vida moderno nos coloca en una posición muy desventajosa al tenernos todo el día bajo techo y con luz artificial.

Sin embargo, no está todo perdido. Tenemos dos grandes ventanas de oportunidad que son las más importantes para sincronizar estos relojes. Es decir, si al menos aportamos ese estímulo lumínico en dos momentos claves del día, podemos reducir enormemente el desajuste de estos relojes. ¿Cuáles son estos momentos?

- La primera luz del día.
- La última luz del día antes de anochecer.

Si conseguimos exponernos en estos dos momentos, los pequeños desajustes que se producen a lo largo del día por estar encerrados no serán muy importantes.

Imagina el típico reloj analógico, que no está conectado a la red y que con el tiempo deja de ser tan preciso. Pasan las semanas y nos marca cinco minutos más de los que son. Llegará un momento en que, si no ajustamos la hora, dejará de ejercer su función (igual que tu cuerpo la suya), que es marcar la hora. Cinco minutos no son gran cosa, pero media hora… Eso ya empieza tener importancia. ¿Qué me dices de dos horas? El caos. Sin embargo, si todos los días volvemos a poner el reloj en hora por la mañana y al anochecer, con la información externa del reloj global, podrá desempeñar su función a la perfección, aunque a lo largo de esas ocho o nueve horas se haya desincronizado unos segundos. Creo que ya lo entiendes. Tenemos la capacidad de evitar un tremendo daño orgánico con solo hacer un pequeño gesto dos veces al día: salir a la calle al levantarnos y antes del anochecer para que nuestro ojo pueda percibir la luz del sol. Hay dos cuestiones muy importantes:

- Debe ser al aire libre. No vale que la luz entre a través de las ventanas de la casa o el coche. Y, por supuesto, debe ser sin gafas de sol.
- No hace falta mirar al sol, que alguno me lo pregunta. Eso es peligroso y puede quemar la retina. El ojo tiene un sensor que interpreta la luminosidad del ambiente.

La pregunta que seguro que también te planteas es: «¿Cuánto tiempo?». Pues todo depende de lo nublado que esté el día. En días despejados, con diez minutos bastará. En días nublados pueden hacer falta entre treinta y cuarenta minutos. De hecho, estos días es aún más importante exponerse al sol, aunque parezca que no esté ahí.

Si llevas a cabo estos dos pequeños gestos, también tendrás una correcta regulación del cortisol matutino (que debe dibujar un pico y ser máximo al levantarte, y luego ir disminuyendo a lo largo del día) y segregarás por la noche la hormona melatonina, que te ayudará a descansar y reparar tu organismo.

La noche debe ser oscura...

Cuando no apagamos la luz, pese a que la noche sea oscura, se produce la reducción de la hormona del sueño (melatonina), lo que genera una menor reparación de las células dañadas, alteraciones del metabolismo de la glucosa, reducción de la quema de grasas, mente espesa, somnolencia y falta de atención.

Lo mejor para la regulación circadiana es utilizar luces tenues antes de irnos a dormir, con un espectro similar al que emitiría el fuego de una estufa cuando fuera es de noche. En cualquier caso, si te has expuesto al sol al menos en esos dos momentos críticos que te comentaba, la exposición a la luz artificial no te afectará mucho, y en principio no será un problema para tu descanso si cumples lo siguiente:

Nada de pantallas azules (móvil, tablet, televisión) una hora antes de dormir.

Esta potente luz azul, y tan cerca de tus ojos, provoca una disrupción muy muy importante de la hormona melatonina. Corta de raíz su liberación. Así que, por favor, no la cagues a última hora del día.

Escribe en tu diario, lee un libro (en papel), habla con tu pareja o, mejor, haz el amor. ;)

Por otro lado, también es una práctica nefasta levantarse y mirar la pantalla del móvil antes que nada. La primera luz del día que deben recibir tus ojos es la del sol.

Cuando leas este apartado, recuerda lo comentado al hablar de la correcta gestión de la información. Que todo esto no sea motivo de estrés. Trata de hacerlo lo mejor posible o un poquito mejor que hasta ahora. Por ejemplo, si no puedes exponerte a primera hora, exponte en algún momento a lo largo de la mañana.

¿Cuándo comer?

Además de qué se come, el CUÁNDO también es importante. Tal y como hemos comentado, la ingesta de alimentos es una señal tan potente para las células que incluso puede anular la señal maestra del NSQ. Existe una ventana óptima de alimentación de unas diez horas en las que distribuir las comidas, ya se trate de una, dos o tres al día. A los cinco años, los niños pueden empezar a iniciarse en esta ventana, pero en su caso es de doce horas.

A partir de ahí, los órganos seguirán procesando los alimentos, pero su eficiencia será cada vez menor y sus repercusiones en el organismo tenderán hacia el lado de la balanza de la enfermedad. El CUÁNDO comer es lo que determina el efecto de los alimentos, no las calorías. Una misma comida tiene un efecto diametralmente diferente a las doce de la mañana que a las doce de la noche.

Como recomendación general, debemos comer siempre con la luz del sol, y la primera ingesta debe ser como mínimo doce horas después de la última del día anterior.

¿Por qué cenar temprano? Veamos qué sucede cuando cenamos tarde:

- **Se altera la salud mitocondrial.** La ciencia es clara: cuando dormimos disminuye nuestra necesidad energética.[62] Si le das combustible a tu cuerpo cuando no va a utilizarlo, el sistema de producción del adenosín trifosfato (ATP), que produce energía a través de los alimentos, se refuerza, y mucha de esa energía termina redirigiéndose y almacenándose como grasa. El excedente de grasa provoca además exceso de especies reactivas de oxígeno, lo que contribuye a que los radicales libres dañen las membranas celulares, las lipoproteínas (LDL, HDL…), y, sobre todo, el ADN.

- **Se altera el ritmo circadiano.** El cuerpo humano está diseñado para adaptarse a los ritmos naturales de amanecer-atardecer. Este reloj dicta a los genes cuándo activarse y desactivarse; las hormonas, neurotransmisores y órganos siguen un ciclo, y sus funciones cambian hora a hora. Comer durante la noche atenta contra el buen funcionamiento del reloj biológico y contra la salud en general.
- **Disminuye la capacidad de quemar grasas de manera eficaz.** Si te acuestas poco después de comer, no das tiempo al hígado a utilizar el glucógeno allí almacenado, por lo cual saboteas la oportunidad de hacer transición metabólica hacia la quema de grasas.

Así, mi consejo es que tu última comida del día sea antes de que se ponga el sol. De esta manera darás un tiempo adecuado a tu organismo para reponerse, optimizar tus mitocondrias y sincronizar tu ritmo circadiano.

Si no puedes cenar con la luz del sol, cosa muy comprensible si quieres compaginar tu vida laboral y familiar, te recomiendo que cenes lo más pronto posible y que pasen al menos dos horas antes de que te acuestes; lo óptimo es que sean cuatro.

Si vas a cenar muy tarde y no has entrenado justo antes, es mejor que te vayas a la cama sin cenar para no entorpecer el descanso. Eso sí, deberás tener una buena flexibilidad metabólica para no sentir un hambre tan voraz que te impida descansar.

Como siempre en estos casos, lo mejor es enemigo de lo bueno. El cuidado de la salud no debe suponer un estrés. Lo importante es tener la información y luego hacer con ella lo mejor que podamos dentro de nuestras posibilidades y circunstancias. A veces el estrés que te genera hacer las cosas a la perfección es mucho más dañino que lo que pretendes evitar.

En realidad, si cuidas estos aspectos relacionados con la sincronización de los ritmos circadianos, tener un buen descanso será fácil.

El descanso

Esto escribía en mi diario el 30 de agosto de 2022:

> Hoy lo he vuelto a comprobar (¿reaprender/recordar?). Dormir bien es algo maravilloso. ¿Cómo explicarlo? Es que te levantas de una manera totalmente diferente; con energías; con ganas de afrontar el día. Nada que ver con cómo me levantaba la semana pasada…

Por mucho que «funciones», no merece la pena vivir la vida a la mitad, o menos, por no dormir lo suficiente. El impacto del sueño sobre la salud y el bienestar es increíble. Debemos cuidarlo y priorizarlo.

Esto va para ti, que alardeas de vivir con cinco horas de sueño. Yo era una de esas personas, tanto en la etapa de segundo de bachillerato, sin duda una de las más difíciles que recuerdo —me levantaba a las tres de la madrugada para repasar los exámenes, iba a clase y de 16.00 a 21.00 estudiaba; no sé cómo sobreviví a ese curso—, como durante la carrera, cuando trataba de combinar estudios con trabajo, con colaborar en el laboratorio de la universidad, con seguir estudiando por mi cuenta lo que me interesaba y con trabajar los fines de semana.

Era una de esas personas que se jactaban públicamente de dormir poco; me sentía orgulloso de todo lo que podía hacer con solo cinco horas de sueño. Qué equivocado estaba.

Con el tiempo empecé a interesarme de verdad por el cuidado de la salud y no solo por «verme bien físicamente», lo asociado al mundo del fitness. Y, al interesarte de verdad por la salud, la necesidad de descanso cae por su propio peso. Te seré sincero: creo que el descanso es lo más importante para tener buena salud. Ni movimiento, ni alimentación, ni entrenamiento de fuerza, ni exposición al sol, ni mierdas. Si no duermes, tu salud se deteriorará estrepitosamente.

Está muy de moda hablar del estrés crónico, pero la realidad es que la causa principal de estrés crónico es la deficiencia crónica de sueño. ¿Cómo quieres gestionar el estrés si no duermes y vas hasta arriba de cafeína? Estás envejeciendo a un ritmo cinco veces más elevado de lo normal.

Que no. Que no merece la pena recortar horas de sueño por muy tentador que parezca y más productivo que te sientas. De eso me di cuenta tras muchos años durmiendo poco (menos mal que al menos dormía bien), cuando de repente empecé a priorizar mis horarios de descanso y a tener una mínima rutina de sueño por las noches.

Después de un tiempo durmiendo mis siete u ocho horas de calidad, recuerdo pensar: «Joder, esto es vivir. Lo que hacía antes era sobrevivir. No estaba disfrutando de la vida».

Te puedo decir con total rotundidad que cada semana, en los objetivos que me pongo como prioridad vital, está lo siguiente: «Priorizar mi descanso y tener una buena rutina de sueño».

«Ostras, Marcos. ¿Dormir como una de tus prioridades? Qué triste tu vida, ¿no?». Eso pensaba yo hasta que vi que si dormía bien podía sacarle el máximo partido a cada día, ser mucho más productivo y, además, disfrutar más, ya que no tenía que estar luchando constantemente contra la pesadez mental y física.

Tu descanso empieza a trabajarse por la mañana

Quiero que te quede claro que la calidad del descanso empieza a trabajarse desde que nos levantamos. Tener un sueño reparador depende de todo lo que hacemos durante el día, por lo que, si tienes problemas para dormir, empieza a revisar tus acciones diarias.

¿Cuáles son los factores que más afectan para conseguir un buen descanso? Pues, en primer lugar, la sincronización con los ritmos circadianos. Tienes el tema fresco, pues acabamos de comentarlo. Si sigues lo planteado, prácticamente te asegurarás un buen descanso, siempre y cuando estén presentes otros estímulos durante el día, como la actividad física.

Para dormir bien necesitamos estar cansados. Y un error común es pensar que si nos sentimos muy cansados mentalmente podremos dormirnos. Una cosa es el cansancio mental, fruto de un estrés elevado o una gran carga de actividad intelectual, y otra muy diferente el cansancio físico.

Para dormir adecuadamente necesitamos habernos cansado físicamente durante el día, y eso significa:

- O bien haber caminado 10.000 o 12.000 pasos ese día.
- O bien haber hecho algún tipo de entrenamiento, ya sea de fuerza o cardiovascular.

Si haces las dos cosas anteriores, mejor aún.

Si tienes problemas para dormir, pero no ves la luz del sol en todo el día, apenas caminas y tu carga de entrenamiento es nula, ya sabes por qué te cuesta conciliar el sueño por la noche.

Rutina de sueño

Tener una rutina de sueño fija es muy importante para indicarle al cuerpo que toca dormir y generar un hábito que lo facilite. Además, una buena rutina de sueño debe ayudarnos a calmar la mente y a tranquilizarnos. Te cuento la mía por encima por si te sirve de referencia. Sea la hora que sea, aunque intento mantener una estabilidad porque eso ayuda al organismo a dormir, hago lo siguiente:

- Una hora antes de ir a dormir, apago las luces azules y dejo el móvil en otra habitación. Pongo una luz tenue, que invite al descanso y la relajación.
- Me lavo los dientes.
- Escribo en una especie de diario donde reflexiono sobre la jornada y apunto la planificación del día siguiente: objetivos y tareas, ordenadas aproximadamente por horas. Además de que escribir (en papel) contribuye de por sí a la relajación, lo más importante es que me ayuda a quitarme cualquier estrés de la cabeza. Siento que «he cuidado de mí» para el día siguiente. Así no debo pensar en nada, pues tengo claro lo que he de hacer, y me evito esos pensamientos que suelen impedirnos dormir por la noche.
- Me tumbo en la cama y leo una novela hasta que se me cierran los ojos. El día que más aguanto son veinte minutos. Tras dejar el libro, me duermo en apenas tres minutos.

Esta es la mía; la tuya puede ser diferente. Lo que sí te recomiendo es que, si nunca has probado a tener una, seas constante durante una semana. Verás la increíble diferencia.

La cafeína

Voy a hablar del café, que es lo que la mayoría de las personas consumen a diario, pero lo que sigue también es válido para bebidas energéticas, té o cualquier suplemento de cafeína.

Lo que hace que te duermas es la acumulación en el cerebro de una molécula denominada «adenosina», que producimos a lo largo del día. La cafeína del café impide que la adenosina se una a sus receptores en el cerebro y permite que no percibas el cansancio. De aquí ya sacamos algo muy importante: técnicamente, el café no te da energía ni hace que necesites descansar menos, sino que enmascara tu sensación de cansancio para que puedas ir más allá.

Si eres muy susceptible al café, la recomendación es que no lo tomes pasadas las 13.00, pues seguramente afectará a tu descanso, aunque no notes que te impide dormirte. Si crees que no te afecta, intenta no tomar café más tarde de las 15.00-16.00.

De lo anterior debes deducir que en realidad tu cuerpo está forzando la maquinaria interna. Pone en marcha una serie de recursos (hormonas del estrés) para darte ese plus en tu rendimiento físico y mental. Esto no tiene por qué ser un problema si tu salud es inmaculada: duermes tus siete u ocho horas de calidad, te alimentas bien, tienes niveles de estrés normales, te hidratas bien, te mueves con regularidad, te expones al sol… Vamos, lo que nadie cumple casi nunca.

Con esto quiero mostrarme escéptico ante toda la literatura científica en torno a los increíbles beneficios del café, según la cual es maravilloso tomar dos o tres tazas al día. Cuidado. La industria del café es muy poderosa y no podemos fiarnos por completo de la veracidad de esos estudios. En lo que sí podemos confiar es en el sentido común. Cuando pones un coche parcialmente averiado a 180 km/h, lo destruyes. Lo mismo pasa con tu organismo.

Si funcionas con cinco o seis horas de sueño y no de la mejor calidad, tienes niveles de estrés elevados y tiras del café para sacar adelante tus días, estás destinado a destrozate el sistema nervioso. El pobre se pasa el rato poniendo en marcha recursos que son reservas para situaciones de estrés puntuales. No llegarás lejos.

De hecho, a muchas personas les ocurre que, llegadas a este punto, el café les hace más mal que bien. Cuando les propongo reducirlo, aunque sus horarios de sueño y su estrés no mejoren, sí mejoran sus niveles de energía en el día a día. Esto pasa porque la cafeína tiene un efecto compensatorio; nos da un bajón de energía, sobre todo si no respetamos las pautas relativas a los ritmos circadianos. Seguramente hayas experimentado el típico bajón de las 11.00-12.00 o el típico bajón de primera hora de la tarde. Puedes evitarlos reduciendo el consumo de café y saliendo a que te dé un poco más el sol.

Por lo tanto, que quede claro lo siguiente: no uses el café para tapar tus deficiencias de sueño. Es como pegarse un tiro en el pie.

El movimiento y el entrenamiento

La comida no termina en la mesa. ¿A qué me refiero con esto? Pues a que no basta con ingerir nutrientes. Los nutrientes deben llegar a cada célula del organismo para producir efecto. Debemos darles salida.

¿Y cómo garantizamos que esos nutrientes lleguen a donde tienen que llegar? Con una buena hidratación a lo largo del día, una buena oxigenación gracias a una correcta respiración (lo veremos a continuación) y una buena circulación de la sangre y el sistema linfático. Para garantizar esto último hay dos puntos innegociables: el movimiento diario (salir a caminar 8.000-12.000 pasos) y el entrenamiento de fuerza con intensidad dos o tres veces a la semana.

Sin estos dos puntos no podremos llevar los nutrientes a todo el cuerpo, y si hay un excedente tenderán a almacenarse como grasa o a acumularse en la sangre y los tejidos de manera tóxica. Tal y como les digo a las personas con las que trabajo: «La alimentación solo llega hasta cierto punto y, por muy bien que te alimentes, no podrás conseguir tus objetivos si no te mueves, no entrenas la fuerza, no duermes lo suficiente o tienes unos niveles de estrés desproporcionados».

Como ves, no es una cuestión de calorías, sino del impacto metabólico que tienen el movimiento y el entrenamiento de fuerza en tu organismo. Lo que comas, a igual cantidad, irá a un sitio diferente en función de tu estado metabólico. Los nutrientes y la energía llegarán a las células y, en consecuencia, te sentirás lleno de energía, o bien se dirigirán a tus reservas de grasa o se desperdiciarán, y te sentirás sin energía y cansado.

¿Qué es más importante, el movimiento o el entrenamiento? Si hay que elegir entre las dos, prefiero mil veces una persona que ande todos los días 10.000 o más pasos y entrene dos días la fuerza con intensidad, que una persona que entrene cinco días la fuerza y no se mueva nada en su día a día. La salud de la primera será mayor que la de la segunda.

Nutriente esencial: el movimiento

Con esto quiero decirte que establecer una rutina de movimiento debe ser una de tus mayores prioridades para estar sano. Igual ponerte a entrenar se te hace un mundo y te parece algo muy difícil, que requiere mucha fuerza de voluntad. En cambio, salir a caminar está al alcance de tu mano, y encima te estoy diciendo que es más importante. Por lo tanto, no hay excusa.

Lo fundamental en este caso es generar el hábito del movimiento, y aquí lo más importante no es cuánto andas, sino cada cuánto andas. Debes tener el objetivo de salir todos los días a caminar, aunque haya días que solo puedas sacar veinte minutos. Tal vez te parezca que no merece la pena, que no es nada. Te dirás: «Entre que me visto y salgo, ya me tengo que volver». Y ahí estarás perdido. Las excusas surgen porque en realidad esos veinte minutos son muy importantes. Con ellos demuestras a tu cuerpo y a tu cerebro que de verdad quieres el cambio y que no importan las circunstancias, que harás todo lo posible. Esos veinte minutos cuentan mucho, significan ganar un día más la batalla para convertirte en la persona que quieres ser; significan estar ahí un día más e impulsar el establecimiento del hábito de caminar.

Otra de las excusas más habituales suele ser la de «No tengo tiempo». Sí tienes tiempo, lo que pasa es que no prestas atención a este aspecto. Cuando tomas conciencia del movimiento en tu día a día, van saliendo posibilidades que antes no parecían disponibles. Te cuento el ejemplo de una persona con la que he trabajado.

Me decía: «Me paso todo el día sentada, voy y vuelvo en coche al trabajo, que está a cuarenta minutos andando». Y le dije: «¿Cabría la posibilidad de que aparcases el coche a veinte minutos a pie del trabajo e hicieses ese trayecto andando?». Y me dijo: «Pues la verdad es que sí». Magnífico. Así conseguimos sacar veinte minutos por la mañana y otros veinte por la tarde-noche. Seguro que dentro de un tiempo le cogerá el gusto y algunos días irá andando desde casa.

Por cierto, andar es una actividad muy infravalorada. Desde la tóxica industria del fitness nos lo venden como poco más que una tarea de la *to-do list* cuyo objetivo es básicamente aumentar el NEAT (quemar calorías) y llegar a un objetivo marcado por la app del reloj. Qué agobio. Parece una obligación poco apetecible, cuando debería ser algo que buscásemos activamente por nuestro propio bienestar. Andar es muchas cosas. Veamos algunas que considero muy importantes:

- Moverse, entendido no como un acto para quemar calorías, sino como una actividad básica del ser humano y necesaria para que el organismo funcione bien. Lo siento como un acto de autocuidado, de amor propio.
- Tiempo a solas para estar conmigo mismo o para disfrutar de un pódcast o de la música que me gusta.
- Tiempo para descansar la vista mirando al horizonte y a diferentes objetos móviles, lo cual es muy importante para que esta no se atrofie de tanto posarla en pantallas y en distancias cortas.
- Mejora de la circulación y oxigenación del organismo. Baja la inflamación y el estrés.
- Exposición a la luz del sol y sincronización con los ritmos circadianos.
- Contacto con la naturaleza, si tienes la suerte de pasear por un parque o por una zona un poco alejada del área urbana.
- Desconexión digital. Muchas veces utilizo este momento para salir yo solo, sin móvil y sin nada. No sabes lo positiva que puede ser esta práctica.

Ahora te parece más interesante, ¿no? Ya no lo ves como una pérdida de tiempo, ¿verdad?

Las personas que desarrollan el hábito de caminar y ven la cantidad de beneficios que tiene para la salud y el bienestar, ya no vuelven atrás. Me dicen: «Es que me lo pide el cuerpo». Y eso es lo que debería ocurrir, pero estamos tan desconectados de nuestro cuerpo…

Nutriente esencial: el entrenamiento de fuerza

No deberíamos centrarnos en perder grasa, sino en ganar músculo, pues esto dará lugar a la pérdida de grasa. El músculo no es algo de «personas de gimnasio». Tener músculo no es una elección o un acto de vanidad para verse mejor físicamente. Una buena cantidad de masa muscular funcional supone uno de los aspectos más importantes para una buena salud y para tener autonomía hasta el último día de nuestra vida. El músculo es un órgano endocrino. Esto quiere decir que cuando se activa (entrenando) libera una serie de moléculas (mioquinas) que tienen un efecto sobre la regulación del sistema hormonal y mejoran el metabolismo. Entrenar la fuerza es condición esencial para tener una buena salud metabólica y hormonal, y esto último es condición necesaria para perder grasa.

Por otro lado, el músculo es un tejido tan preciado que el organismo hará lo posible por mantenerlo si lo usamos con regularidad (si le demostramos que lo necesitamos). Este mantenimiento tiene un elevado coste energético diario, por lo que el simple hecho de tener masa muscular dificulta mucho la ganancia de grasa (o la ganancia del peso perdido tras un proceso de pérdida de grasa).

Además, el músculo constituye nuestro mayor almacén de glucosa. Bueno, esto es así cuando se trata de un músculo funcional y activo. Tener un músculo sano es un mecanismo de protección ante los posibles excesos de glucosa y mejora la sensibilidad a la insulina. Ya hemos hablado de que la resistencia a la insulina, derivada en parte de unos niveles de glucosa constantemente elevados, es uno de los grandes males de nuestro tiempo y el precursor de muchas enfermedades. Muchas veces también es la causa de que no podamos perder grasa.

Por lo tanto, el entrenamiento de fuerza es imprescindible para tener una buena salud y para poder perder grasa a medio o largo plazo. El problema es que hemos relacionado entrenar la fuerza con meternos en un gimnasio —que para la mayoría al principio es un entorno hostil— para practicar con máquinas o hacer ejercicios en los que aislamos un músculo en concreto, algo muy aburrido y que nos desmotiva. El entrenamiento de fuerza es mucho más que eso. Puedes entrenar en casa, puedes hacer ejercicios que involucren todo el cuerpo y que sean entretenidos, puedes usar *kettlebells*, puedes entrenar al aire libre en unas barras del parque, puedes hacer clases en grupo de entrenamiento funcional, CrossFit...

En serio, hay muchísimas opciones y al final todo el mundo encuentra una que le guste si se lo propone y tiene ganas. Te cambiará la vida. Sobre todo, a nivel mental y emocional. La mayor parte de las personas empiezan por la parte estética o de salud, pero acaban manteniéndose al ver el impacto increíble que tiene sobre su estado de ánimo.

La respiración

El oxígeno es un nutriente esencial. Es mucho más importante que el alimento, pero lo damos por hecho. Estás unos minutos sin oxígeno y te mueres; sin embargo, puedes aguantar unos pocos días sin agua y hasta cuarenta días sin comida. Imagínate lo importante que es y todo lo que te nutre.

Iré un poco más allá: si no aportas el suficiente oxígeno a tu cuerpo, te costará muchísimo perder grasa, pues es vital en las reacciones metabólicas en las que se oxidan los ácidos grasos. Si te cuesta perder grasa quiere decir que te cuesta producir energía y, en consecuencia, que te sentirás cansado durante el día.

Y me dirás: «Pero, Marcos, yo respiro constantemente». Sí, pero posiblemente respiras mal, muy mal. Eso es lo que me encuentro en la mayoría de las personas con las que trabajo. El estilo de vida moderno, en el que nos vemos sometidos a estrés constante y sedentarismo, poco a poco da lugar a que empecemos a respirar mal. El estrés provoca una sobreactivación del sistema nervioso simpático y deriva en una respiración superficial y en la parte alta del pecho. Esto es un patrón aberrante con el que no solo introducimos mucho menos oxígeno de lo normal, sino que además da lugar a sobrecargas de trapecios y dolores de cuello. La respiración normal y saludable debería ser profunda, calmada y con el diafragma (se comienza hinchando el vientre primero).

Si a esto le sumamos el estar siempre sentados con la espalda curvada y la cabeza adelantada, nos es imposible respirar con el diafragma y tendemos a hacerlo por la boca. Respirar por la boca es otro patrón muy perjudicial, que no solo implica introducir menos oxígeno en el organismo, sino que deforma la mandíbula, impide que filtremos y calentemos el aire, aumenta la tensión arterial al no producirse óxido nítrico y favorece la proliferación de bacterias en la boca. La respiración normal y saludable debe ser siempre por la nariz, tanto para coger aire como para soltarlo (excepto en algunas condiciones de ejercicio físico).

Si respiras con el pecho y con la boca, como la mayoría, tienes graves problemas, tanto de salud como para perder grasa. He mencionado brevemente los problemas de la respiración bucal, pero es que no respirar con el diafragma implica la disfunción de este músculo de vital importancia para el funcionamiento del organismo. Por mencionar algunos efectos: tendrás una mala estabilización de la columna vertebral, que dará lugar a problemas de espalda; sufrirás digestiones lentas y malas, que favorecerán el estreñimiento, pues los movimientos peristálticos del intestino dependen del diafragma; y tendrás unos niveles mucho mayores de estrés de manera basal, pues el diafragma favorece la activación del sistema nervioso parasimpático.

Por cierto, respirar por la boca es uno de los factores que más contribuyen a que duermas mal y te levantes cansado, sintiendo que no te has recuperado. A las personas con las que trabajo les recomiendo que por la noche se pongan un esparadrapo suave en la boca para invertir este patrón aberrante y facilitar la respiración nasal. Al principio puede ser incómodo, pero no tengas miedo, no te ahogarás. En caso de quedarte sin aire, te despertarías. Esto también ayudará a invertir el patrón de respiración durante el día, pero durante una temporada deberás poner conciencia en diferentes momentos para pillarte respirando por la boca y cambiar activamente el patrón hasta reeducar al organismo.

Respecto a la respiración diafragmática, será necesario que la practiques y la entrenes a diario durante unas semanas, y que luego también le prestes atención durante el día. Aprende a respirar diafragmáticamente. Estoy seguro de que, si tienes ganas e investigas un poco, mejorarás deprisa. La mejora en tu salud será increíble, de verdad.

La exposición al clima

Se trata de un aspecto clave y, de nuevo, muchas veces olvidado. Somos hijos del clima. Nuestros genes se han forjado y han evolucionado en condiciones adversas, en contacto con la naturaleza, con el clima y sus inclemencias. Esto quiere decir que nuestro cuerpo espera esos estímulos para funcionar bien, para que nuestros genes puedan expresarse como deberían y para regular las hormonas y el metabolismo.

No se trata de volver a las cavernas; se trata de entender que el excesivo confort, en este caso confort térmico, nos está matando lentamente. Necesitamos exponernos a las diferentes condiciones climatológicas: al frío cuando hace frío y al calor cuando hace calor. Vivir todo el año a la misma temperatura deteriora el organismo.

Exposición al frío

El frío es vital para la circulación, sobre todo capilar. ¿Te preocupan los problemas de circulación en las piernas y los brazos? Aparte de en el ejercicio de fuerza, en el frío tienes la respuesta. Por otro lado, el frío es vital para el mantenimiento y el desarrollo de la grasa parda, que nos ayuda a elevar la temperatura del cuerpo en condiciones de frío utilizando la grasa abdominal como combustible. Es una grasa que nos hace quemar grasa. ¿No es maravilloso? Además, el frío mejora el estado de ánimo y los síntomas de depresión, reduce la inflamación del organismo, fortalece el sistema inmunitario… Y, lo más importante para mí, al resistirlo te sientes mucho más fuerte y con más autoestima.

No es cuestión de meterse en bañeras de hielo, como está de moda. Basta con pequeños gestos como, en invierno, no tener la calefacción a 24 °C, o salir a la calle con una prenda menos de lo habitual para forzar al cuerpo a producir esa energía. No hay que hacer grandes cosas, simplemente poner un poco de conciencia. Empieza de manera progresiva, durante poco tiempo y, al principio, en movimiento. Será mucho más fácil.

Exposición al calor

Uno de los beneficios principales de la exposición al calor es que nos dará la capacidad de tolerarlo mejor y no querremos morirnos en las temporadas cálidas y en verano. Son muchísimas las personas que odian el calor. Las agota, les provoca dolor de cabeza, las aplatana o les impide descansar por la noche.

Sin embargo, el factor más importante por el que exponerse al calor es la increíble mejora que produce en el sistema circulatorio y linfático, además de que garantiza la salud del mayor órgano del cuerpo: la piel. Si no nos exponemos al calor, perdemos la capacidad de sudoración, y sudar es vital. La piel —cuando está sana y tenemos capacidad de sudoración y un buen sistema circulatorio y linfático— se convierte en un importantísimo órgano de desintoxicación, pues presta ayuda a un hígado saturado ante la tremenda exposición a tóxicos ambientales. Sudar con regularidad es vital para mantener la salud. La acumulación de tóxicos aumenta la inflamación y las reservas de grasa (donde estos se almacenan), y acelera el envejecimiento del organismo.

No podemos dejar de vivir en verano y que este paralice nuestra existencia. ¿Qué es eso de levantarnos a las 07.00 o esperar hasta las 21.00 para dar un paseo? Sigue dando el paseo cuando te venga bien darlo.

No te voy a contar esto para parecer guay, sino simplemente para que veas que el calor se puede tolerar. En verano, yo sigo dando mis paseos y haciendo mis entrenamientos entre las 12.00 y las 16.00 al aire libre, a pleno sol y con temperaturas de entre 30 °C y 40 °C. ¿Cuál es la clave? Pues que lo hago todo el año, por lo que me voy acostumbrando a las temperaturas, que aumentan progresivamente con el paso de los meses. El otro motivo es que llevo años haciéndolo. Eso es lo bonito del cuerpo humano. Las adaptaciones no se pierden de un año a otro. ¿Qué sentido tendría? Al contrario, cada año que pasa me noto más entrenado al calor. ¿Significa eso que tienes que cambiar de golpe? No. Pero sí debes aspirar a ese cambio. Está claro que al principio no podrás salir a dar un paseo de hora y media a las 13.00. Te daría un soponcio. Pero sí puedes salir a caminar durante quince minutos, y la semana siguiente, durante veinticinco, y la siguiente, treinta y cinco, y la siguiente… Esta es la clave: no mostrarte débil mentalmente, no tener la típica mentalidad de «Uf, yo es que a esa hora imposible». ¿Con esa mentalidad pretendes conseguir algo de valor en esta vida? Piensa en el mensaje que mandas al subconsciente cuando dices eso, o cuando te repites: «Me es imposible dejar el pan». ¿En serio? ¿Un alimento tiene ese poder sobre ti? ¿Tan débil eres?

La exposición al calor, junto con la sudoración, es tan positiva que quiero recomendarte, si tienes la posibilidad, la sauna. Ir dos veces por semana a la sauna es un seguro de vida para mantener la salud de la piel y del organismo. También puedes salir a correr un rato a las horas de máximo calor. ☺

Lo sé, soy el terror para los médicos de bata blanca, con sus consejos enfocados a potenciar la fragilidad del ser humano. «Tienes una hernia. No hagas ejercicio físico de fuerza, solo natación». «No te expongas al sol, cuidado con el cáncer de piel». «Cuidado con la intensidad de tu entrenamiento, te va a dar un infarto». «Cuidado con el frío, te resfriarás». «Cuidado con el calor en verano, te dará un golpe de calor». «Lávate las manos todo el rato, ten cuidado con las infecciones». Y así, palabra tras palabra, te conviertes en una persona más débil.

Te quiero fuerte. Lo necesitas para enfrentar esta vida, que arremete con sus reveses constantes. Los tuyos te necesitan. Sé fuerte, no débil. Y no me vengas con el discurso de «debes permitirte ser débil». Claro que sí, podemos tener momentos de debilidad, podemos expresar debilidad en ciertos instantes, pero no hay nada positivo en la debilidad ni en aspirar a ella, ni mucho menos en utilizarla como excusa para todo, algo cada vez más frecuente.

Una advertencia: las redes sociales

Quiero terminar con esta cuestión de especial relevancia. ¿Recuerdas cuando hablaba de las impresiones y de cómo nos nutren? Por suerte, aunque más bien por desgracia, las redes sociales son una fuente de nutrición.

> **¿Te nutres con las redes sociales, te desnutres, te malnutres o ellas se nutren de ti?**

Quiero abogar por un uso consciente del teléfono móvil o de las redes sociales. Es la única forma en que pueden resultar positivas. No solo importa el tiempo que empleas en ellas y el contenido que consumes; importa si lo consumes con conciencia y voluntad propia.

Somos adictos a las redes, y constituyen uno de los principales motivos de nuestra infelicidad. Tienen algoritmos diseñados para mantenernos atrapados contra nuestra voluntad. Ya es hora de hablar de esto. Todos (bueno, igual esto es muy personal y soy yo el que se siente así, pero sé de muchas personas que pasan por lo mismo que yo) nos sentimos miserables por el tiempo malgastado en las redes haciendo algo que en realidad no queremos.

Coges el móvil inconscientemente, por hábito; abres tu red social favorita, por hábito también, y te pones a deslizar con el dedo para pasar de un contenido novedoso a otro. Cuando quieres darte cuenta han pasado diez minutos que no tenías pensado emplear ahí, y ahora que te das cuenta de lo ocurrido no deseas seguir. Sin embargo, ya te tienen. Ya te han drenado la energía y la voluntad (agotan tus sistemas de dopamina, que es el neurotransmisor de la motivación). Y cuando quieres darte cuenta de nuevo has estado una hora viendo vídeos sin conciencia. Ahora es cuando te sientes miserable de verdad. Has empleado una hora de tu tiempo, contra tu voluntad, en algo que no te aporta, y además has dejado de hacer lo que querías o te habías propuesto: has perdido tu hora de lectura, de paseo, de entrenar... Y eso te hace sentir aún más miserable. Has renunciado a algo que te nutre positivamente por algo que te desnutre.

Y ojalá fuese una hora en todo el día. ¡Ojalá! Hoy lo normal es invertir entre cuatro y siete horas diarias en las redes sociales. En serio, dime: ¿cuánto tiempo empleas en ellas de forma consciente y por voluntad propia? Sé que posiblemente no te hayas planteado esta pregunta, pues es muy doloroso ver cómo tiramos nuestra vida por el desagüe día tras día. No queremos mirar este problema de frente. Preferimos aceptarlo como algo normal. ¿Cuántas cosas querrías hacer, cosas que te harían sentir satisfecho con tu persona, pero no haces porque «no tienes tiempo»?

Volviendo al tema de la energía. ¿Cuántas veces te ha pasado que después de emplear una hora en las redes sociales estás sin energía y sin ganas de hacer lo que querías? Las redes sociales agotan la dopamina, un neurotransmisor vital para tener energía, motivación y ganas de hacer cosas durante el día. Alguna vez he oído una frase un poco brusca, pero que tiene gran parte de verdad: «No tienes depresión; tienes el efecto de pasarte de cuatro a seis horas al día en las redes sociales». En serio, si te sientes infeliz, si notas que no tienes ganas de nada, que te falta energía y motivación, y pasas más de dos horas al día en las redes sociales, haz un détox de redes. Durante una semana. Prohíbetelas. Y luego me cuentas. Las redes sociales han sido y siguen siendo mi caballo de batalla desde hace muchos años. Son la única espinita que aún tengo clavada, el único foco de decepción hacia mi persona aún presente. He conseguido muchas cosas, he vencido muchas otras, me he demostrado y he crecido mucho. Sin embargo, aún sigo lidiando con esta mierda. Me hace sentir impotencia. Por desgracia, gran parte de mi trabajo depende de ellas y eso me obliga a abrirlas más de lo que me gustaría, con lo que compro más papeletas para caer en sus garras. Si no fuese por trabajo, te aseguro que en mi teléfono solo tendría el WhatsApp para comunicarme con las personas que quiero.

Tal vez este apartado sea muy personal, quizá tú no te sientas así, pero vale la pena que me conozcas un poco más, que veas a una persona de carne y hueso, con problemas, igual que tú. Y las personas que estén en mi misma situación, o peor, lo agradecerán. Puede ser el tirón de orejas que necesitan.

En cualquier caso, termino con una recomendación que seguro que mejorará tu situación y tu relación con las redes sociales. Intenta hacer un uso más consciente del teléfono móvil. Elige siempre que puedas cuándo utilizarlo, durante cuánto tiempo y para ver qué tipo de contenido. En este momento las redes sociales pueden aportarte entretenimiento o aprendizajes. Y lo más importante es que tendrás la conciencia tranquila porque estarás haciendo lo que deseas.

EPÍLOGO

¿Y ahora qué?

Quiero decirte lo que siempre digo a las personas con las que trabajo, sobre todo cuando terminamos nuestro proceso de aprendizaje:

La alimentación (o la salud) consciente es un proceso para toda la vida.

Es un proceso en constante evolución y cambio. Gracias a la conciencia en tu alimentación, cada vez conocerás con mayor precisión qué le viene bien a tu cuerpo, que en parte será distinto de lo que le viene bien al mío. Por ejemplo: más o menos horas de ayuno, dos o tres comidas, más o menos carbohidratos, incluirlos por la mañana o por la noche, ¿toleras bien las cenas hasta las 20.00 o hasta las 21.00?, ¿puedes tomar café sin que afecte a tu descanso hasta las 13.00 o hasta las 16.00?...

Es un proceso continuo de experimentación. Debes probar y sacar tus propios aprendizajes y conclusiones; tu verdad, al fin y al cabo. Debes incluso probar cosas contrarias a las que digo. Esa será la única forma de saber que haces lo correcto. Debes equivocarte para aprender. Debes cometer el mismo error tres veces para que te quede claro que por ahí no es.

Y, sobre todo, la alimentación (o salud) consciente es un proceso que tiene un efecto transversal en tu vida. Cuando tomas conciencia de tu alimentación, tomas conciencia de cada vez más aspectos. Cuanta más conciencia cobres acerca de ti y de lo que te rodea, mejor te dirigirás por la vida. Te convertirás en un ser humano mejor. Serás un trabajador más consciente, un padre más consciente, una pareja más consciente, un amigo más consciente, un vecino más consciente... Serás una persona mejor, con mejores valores y cada vez más satisfecha con ella misma y lo que la rodea.

Gracias por llegar hasta aquí. Para mí ha sido muy bonito escribir este libro, aportarte lo que considero una visión única de la alimentación, la salud y la vida; una filosofía de vida, al fin y al cabo, que puede mejorar tu existencia. Nada me haría más feliz que este libro te ayudase a mejorar tu vida. Espero que al menos en algún aspecto lo haya conseguido.

Agradecimientos

Ante todo, gracias a ti, querido lector, por adquirir este libro. Gracias por confiar en mí y en mi trabajo. Es algo que valoro mucho. Además, quiero darte las gracias en tu propio nombre por invertir tu tiempo en mejorar tu alimentación y tu salud. No hay mayor acto de amor propio, y quiero que te enorgullezcas de ello.

Gracias al grupo Penguin Random House por esta gran oportunidad, y a mi editora, Alba, por su enorme paciencia y por estar siempre ahí, al pie del cañón, orientándome y haciendo más sencillo este proceso.

Gracias a todas las personas que en algún momento de su vida se pusieron en mis manos permitiéndome que las ayudase a mejorar su situación. Todo este aprendizaje es gracias a ellas.

Gracias a mi pareja, mi mayor apoyo, por estar a mi lado en todo momento y por hacer el esfuerzo de entenderme. Soy consciente de que muchas veces no es fácil.

Gracias a mis otros grandes «pilares de nutrición», a mis padres y mi hermana, a mis amigos y a mis libros.

Gracias a Marcos Vázquez (@fitnessrevolucionario) por, sin saberlo, prender esa chispa que inició para mí este camino hacia la salud. Gracias a mis mentores, principalmente a Joan Gallardo (@joangallardo.es), pues sin tu pódcast nunca sería la persona que soy hoy ni nunca habría iniciado este proyecto, y a Jordan Peterson, por enseñarme a preservar aquellos valores que son vitales en este caos social que es el siglo XXI.

Gracias a mí mismo por nunca dejar de creer en mí. Pese a que esta clase de comentarios estén mal vistos, quiero dejarlo por escrito porque deseo que te inspire. Cree en ti. Persigue tu propósito.

Notas

1. Richard Smith, «Time to assume that health research is fraudulent until proven otherwise?», *The BMJ Opinion* (5 de julio de 2021), <https://blogs.bmj.com/bmj/2021/07/05/time-to-assume-that-health-research-is-fraudulent-until-proved-otherwise/>.

2. A. R. Feinstein, «Fraud distortion, delusion, and consensus: The problems of human and natural deception in epidemiologic science», *Am J Med*, 84, n.º 3 (1988), pp. 475-478, <https://pubmed.ncbi.nlm.nih.gov/3348248/>.

3. J. Ranstam, *et al.*, «Fraud in medical research: An international survey of biostatisticians», *Control Clin Trials*, 21, n.º 5 (2000), pp. 415-427, <https://www.researchgate.net/publication/12304349>.

4. J. P. A. Ioannidis, «Why most published research findings are false», en Arthur L. Caplan y Barbara K. Redman, eds., *Getting to Good: Research Integrity in the Biomedical Sciences*, Cham, Springer International Publishing, 2018, pp. 2-8.

5. R. J. de Souza, *et al.*, «Intake of saturated and trans unsaturated fatty acids and risk of all cause mortality, cardiovascular disease, and type 2 diabetes: systematic review and meta-analysis of observational studies», *BMJ*, 351 (11 de agosto de 2015), p. h3978, <http://www.ncbi.nlm.nih.gov/pubmed/26268692>.

6. A. J. Hulbert, *et al.*, «Dietary fats and membrane function: Implications for metabolism and disease», *Biological Reviews of the Cambridge Philosophical Society*, 80 (2005), pp. 155-169.

7. P. W. Siri-Tarino, *et al.*, «Meta-analysis of prospective cohort studies evaluating the association of saturated fat with cardiovascular

disease», *Am J Clin Nutr*, 91, n.° 3 (marzo de 2010), pp. 535-546, <http://www.ncbi.nlm.nih.gov/pubmed/20071648>.

8. M. Dehghan, *et al.*, «Associations of fats and carbohydrate intake with cardiovascular disease and mortality in 18 countries from five continents (PURE): a prospective cohort study», *Lancet*, 390, n.° 10107 (4 de noviembre de 2017), pp. 2050-2062, <http://www.ncbi.nlm.nih.gov/pubmed/28864332>.

9. R. Chowdhury, *et al.*, «Association of dietary, circulating, and supplement fatty acids with coronary risk: A systematic review and meta-analysis», *Ann Intern Med*, 160, n.° 6 (2014), pp. 398-406.

10. A. Moráis López, *et al.*, «Hipercolesterolemia. Abordaje terapéutico», *An Pediatr (Barc)*, 70, n.° 5 (mayo de 2009), pp. 488-496, <https://www.analesdepediatria.org/es-hipercolesterolemia-abordaje-terapeutico-articulo-S1695403309002057>.

11. A. Keys, *et al.*, «Diet and Serum Cholesterol in Man Lack of Effect of Dietary Cholesterol», *J Nutr*, 59, n.° 1 (mayo de 1956), pp. 39-56.

12. B. G. Schreurs, «The effects of cholesterol on learning and memory», *Neurosci Biobehav Rev*, 34, n.° 8 (1 de julio de 2010), pp. 1366-1379.

13. M. G. Martín, F. Pfrieger y C. G. Dotti, «Cholesterol in brain disease: sometimes determinant and frequently implicated», *EMBO Rep*, 15, n.° 10 (1 de octubre de 2014), pp. 1036-1052, <https://onlinelibrary.wiley.com/doi/full/10.15252/embr.201439225>.

14. J. Zhang y Q. Liu, «Cholesterol metabolism and homeostasis in the brain», *Protein Cell*, 6, n.° 4 (1 de abril de 2015), pp. 254-264, <https://dx.doi.org/10.1007/s13238-014-0131-3>.

15. M. P. Richards y E. Trinkaus, «Isotopic evidence for the diets of European Neanderthals and early modern humans», *PNAS*, 106, n.° 38 (22 de septiembre de 2009), pp. 16034-16039, <https://www.pnas.org/doi/10.1073/pnas.0903821106>.

16. J. M. Stibel, «Decreases in Brain Size and Encephalization in Anatomically Modern Humans», *Brain Behav Evol*, 96, n.° 2 (1 de diciembre de 2021), pp. 64-77, <https://pubmed.ncbi.nlm.nih.gov/34718234/>.

17. C. S. Larsen, «Animal source foods and human health during evolution», *J Nutr*, 133, n.° 11, supl. 3 (noviembre de 2003), pp. 3893S-3897S, <https://pubmed.ncbi.nlm.nih.gov/14672287/>.

18. M. M. Suárez López, A. Kizlansky y L. B. López, «Assessment of protein quality in foods by calculating the amino acids score corrected by digestibility», *Nutr Hosp*, 21, n.° 1 (2006), pp. 47-51.

19. D. E. Beasley, *et al.*, «The Evolution of Stomach Acidity and Its Relevance to the Human Microbiome», *PLoS One*, 10, n.° 7 (29 de julio de 2015), 0134116, <https://www.ncbi.nlm.nih.gov/pmc/articles/PMC4519257/>.

20. X. Wang, *et al.*, «Red and processed meat consumption and mortality: Dose-response meta-analysis of prospective cohort studies», *Public Health Nutrition*, 19 (2016), pp. 893-905.

21. R. Micha, S. K. Wallace y D. Mozaffarian, «Red and processed meat consumption and risk of incident coronary heart disease, stroke, and diabetes mellitus: A systematic review and meta-analysis», *Circulation*, 121, n.° 21 (1 de junio de 2010), pp. 2271-2283.

22. S. P. Murphy y L. H. Allen, «Nutritional importance of animal source foods», *J Nutr*, 133, n.° 11, supl. 2 (2003), pp. 3932S-3935S, <https://pubmed.ncbi.nlm.nih.gov/14672292/>.

23. D. R. Davis, *et al.*, «Changes in USDA food composition data for 43 garden crops, 1950 to 1999», *J Am Coll Nutr*, 23, n.° 6 (1 de diciembre de 2004), pp. 669-682, <https://pubmed.ncbi.nlm.nih.gov/15637215/>.

24. S. M. Krebs-Smith, *et al.*, «Americans Do Not Meet Federal Dietary Recommendations», *J Nutr*, 140, n.° 10 (octubre de 2010), p. 1832, <https://pubmed.ncbi.nlm.nih.gov/20702750/>.

25. M. R. Law, C. D. Frost y N. J. Wald, «By how much does dietary salt reduction lower blood pressure? III-Analysis of data from trials of salt reduction», *BMJ*, 302, n.° 6780 (1991), pp. 819-824, <https://pubmed.ncbi.nlm.nih.gov/1827353/>.

26. J. A. Cutler, D. Follmann y P. Scott Allender, «Randomized trials of sodium reduction: an overview», *Am J Clin Nutr*, 65, supl. 2 (1997), pp. 643S-651S, <https://pubmed.ncbi.nlm.nih.gov/9022560/>.

27. J. P. Midgley, *et al.*, «Effect of reduced dietary sodium on blood pressure: a meta-analysis of randomized controlled trials», *JAMA*, 275, n.° 20 (1996), pp. 123-124, <https://pubmed.ncbi.nlm.nih.gov/8622251/>.

28. N. A. Graudal, T. Hubeck-Graudal y G. Jurgens, «Effects of low sodium diet versus high sodium diet on blood pressure, renin,

aldosterone, catecholamines, cholesterol, and triglyceride», *Cochrane Database Syst Rev*, 4, n.º 4 (9 de abril de 2017), CD004022, <https://pubmed.ncbi.nlm.nih.gov/28391629/>.

29. W. M. Kirkendall, *et al.*, «The effect of dietary sodium chloride on blood pressure, body fluids, electrolytes, renal function, and serum lipids of normotensive man», *J Lab Clin Med*, 87, n.º 3 (1 de marzo de 1976), pp. 418-434, <http://www.translationalres.com/article/0022214376904947/fulltext>.

30. A. R. Christlieb, *et al.*, «Is insulin the link between hypertension and obesity?», *Hypertension*, 7, n.º 6, pt. 2 (1985), pp. 54-57, <https://pubmed.ncbi.nlm.nih.gov/3908323/>.

31. R. A. DeFronzo, «The effect of insulin on renal sodium metabolism - A review with clinical implications», *Diabetologia*, 21, n.º 3 (septiembre de 1981), pp. 165-171, <https://link.springer.com/article/10.1007/BF00252649>.

32. B. J. Weidemann, *et al.*, «Dietary Sodium Suppresses Digestive Efficiency via the Renin-Angiotensin System», *Sci Reports*, 5, n.º 11123 (11 de junio de 2015), pp. 1-10, <https://www.nature.com/articles/srep11123>.

33. L. M. Lim, *et al.*, «Hyponatremia is Associated with Fluid Imbalance and Adverse Renal Outcome in Chronic Kidney Disease Patients Treated with Diuretics», *Sci Rep*, 6 (14 de noviembre de 2016), 36817, <https://pubmed.ncbi.nlm.nih.gov/27841359/>.

34. T. Nagata, *et al.*, «Prevalence of hypothyroidism in patients with hyponatremia: A retrospective cross-sectional study», *PLoS One*, 13, n.º 10 (1 de octubre de 2018), e0205687, <https://journals.plos.org/plosone/article?id=10.1371/journal.pone.0205687>.

35. T. Lu, *et al.*, «Association of Salt Intake with Muscle Strength and Physical Performance in Middle-Aged to Older Chinese: The Guangzhou Biobank Cohort Study», *Nutrients*, 15, n.º 3 (1 de febrero de 2023), p. 516, <https://pubmed.ncbi.nlm.nih.gov/36771223/>.

36. N. K. Hollenberg, «Set point for sodium homeostasis: Surfeit, deficit, and their implications», *Kidney Int*, 17, n.º 4 (1 de abril de 1980), pp. 423-429, <https://www.sciencedirect.com/science/article/pii/S0085253815322626>.

37. B. Sanders, T. D. Noakes y S. C. Dennis, «Sodium replacement and fluid shifts during prolonged exercise in humans», *Eur J*

Appl Physiol, 84, n.º 5 (mayo de 2001), pp. 419-425, <https://pubmed. ncbi.nlm.nih.gov/11417429/>.

38. G. Vázquez, *Rehabilitación celular®: medicina funcional y alimentación evolutiva al servicio de nuestras células*, Roquetas de Mar, Círculo Rojo, 2021, <https://editorialcirculorojo.com/rehabilitacion-celular-medicina-funcional-y-alimentacion-evolutiva-al-servicio-de-nuestras-celulas/>.

39. M. J. Müller, *et al.*, «Metabolic adaptation to caloric restriction and subsequent refeeding: the Minnesota Starvation Experiment revisited», *Am J Clin Nutr*, 102, n.º 4 (1 de octubre de 2015), pp. 807-819, <https://pubmed.ncbi.nlm.nih.gov/26399868/>.

40. M. J. Franz, *et al.*, «Weight-Loss Outcomes: A Systematic Review and Meta-Analysis of Weight-Loss Clinical Trials with a Minimum 1-Year Follow-Up», *J Am Diet Assoc*, 107, n.º 10 (octubre de 2007), pp. 1755-1767, <https://www.researchgate.net/publication/5939896_Weight-Loss_Outcomes_A_Systematic_Review_and_Meta-Analysis_of_Weight-Loss_Clinical_Trials_with_a_Minimum_1-Year_Follow-Up>.

41. M. Lenoir, *et al.*, «Intense sweetness surpasses cocaine reward», *PLoS One*, 2, n.º 8 (1 de agosto de 2007), 698, <https://pubmed. ncbi.nlm.nih.gov/17668074/>.

42. S. Brooke-Taylor, *et al.*, «Systematic Review of the Gastrointestinal Effects of A1 Compared with A2 -Casein», *Adv Nutr*, 8, n.º 5 (1 de septiembre de 2017), pp. 739-748, <https://pubmed.ncbi.nlm. nih.gov/28916574/>.

43. I. Iguacel, *et al.*, «Vegetarianism and veganism compared with mental health and cognitive outcomes: a systematic review and meta-analysis», *Nutr Rev*, 79, n.º 4 (1 de abril de 2021), pp. 361-381, <https://pubmed.ncbi.nlm.nih.gov/32483598/>.

44. S. Fazelian, *et al.*, «Adherence to the vegetarian diet may increase the risk of depression: a systematic review and meta-analysis of observational studies», *Nutr Rev*, 80, n.º 2 (1 de febrero de 2022), pp. 242-254, <https://pubmed.ncbi.nlm.nih.gov/33822140/>.

45. M. L. Fernandez, «Dietary cholesterol provided by eggs and plasma lipoproteins in healthy populations», *Curr Opin Clin Nutr Metab Care*, 9, n.º 1 (enero de 2006), pp. 8-12, <https://pubmed.ncbi. nlm.nih.gov/16340654/>.

46. M. Dehghan, *et al.*, «Association of egg intake with blood lipids, cardiovascular disease, and mortality in 177,000 people in 50 countries», *Am J Clin Nutr*, 111, n.° 4 (1 de abril de 2020), pp. 795-803, <https://pubmed.ncbi.nlm.nih.gov/31965140/>.

47. A. J. Nordmann, *et al.*, «Effects of low-carbohydrate vs low-fat diets on weight loss and cardiovascular risk factors: A meta-analysis of randomized controlled trials», *Archives of Internal Medicine*, 166, n.° 3 (13 de febrero de 2006), pp. 285-293, <https://pubmed.ncbi.nlm.nih.gov/16476868/>.

48. E. C. Westman, *et al.*, «The effect of a low-carbohydrate, ketogenic diet versus a low-glycemic index diet on glycemic control in type 2 diabetes mellitus», *Nutr Metab*, 5, n.° 36 (19 de diciembre de 2008), <https://nutritionandmetabolism.biomedcentral.com/articles/10.1186/1743-7075-5-36>.

49. W. S. Yancy, *et al.*, «A low-carbohydrate, ketogenic diet to treat type 2 diabetes», *Nutr Metab*, 2, n.° 1 (1 de diciembre de 2005), pp. 1-7, <https://nutritionandmetabolism.biomedcentral.com/articles/10.1186/1743-7075-2-34>.

50. M. Rusek, *et al.*, «Ketogenic Diet in Alzheimer's Disease», *Int J Mol Sci*, 20, n.° 16 (9 de agosto de 2019), 3892, <https://www.mdpi.com/1422-0067/20/16/3892/htm>.

51. M. Ułamek-Kozioł, *et al.*, «Ketogenic Diet and Epilepsy», *Nutr*, 11 (18 de octubre de 2019), p. 2510, <https://www.mdpi.com/2072-6643/11/10/2510/htm>.

52. R. H. Schwartz, *et al.*, «Ketogenic diets in the treatment of epilepsy: short-term clinical effects», *Dev Med Child Neurol*, 31, n.° 2 (1 de abril de 1989), pp. 145-151, <https://onlinelibrary.wiley.com/doi/full/10.1111/j.1469-8749.1989.tb03972.x>.

53. H. C. Kang, *et al.*, «Safe and Effective Use of the Ketogenic Diet in Children with Epilepsy and Mitochondrial Respiratory Chain Complex Defects», *Epilepsia*, 48, n.° 1 (1 de enero de 2007), pp. 82-88, <https://onlinelibrary.wiley.com/doi/full/10.1111/j.1528-1167.2006.00906.x>.

54. J. D. Fernstrom y R. J. Wurtman, «Brain Serotonin Content: Increase Following Ingestion of Carbohydrate Diet», *Science*, 174, n.° 4013 (3 de diciembre de 1971), pp. 1023-1025, <https://www.science.org/doi/10.1126/science.174.4013.1023>.

55. F. Shabbir, *et al.*, «Effect of diet on serotonergic neurotransmission in depression», *Neurochem Int*, 62, n.º 3 (1 de febrero de 2013), pp. 324-329, < https://pubmed.ncbi.nlm.nih.gov/23306210/>.

56. G. Schellack, P. Harirari y N. Schellack, «B-complex vitamin deficiency and supplementation», *SA Pharm J* (1 de enero de 2015), pp. 28-32, <https://purerims.smu.ac.za/en/publications/b-complex-vitamin-deficiency-and-supplementation>.

57. E. Prieto Gratacós, *Ayuno Profundo 3.0: Claves prácticas de restauración metabólica y nutrición celular* (eBook), Enrique Prieto Gratacós, 2021.

58. M. O. Kaya, E. Pamukcu y B. Yakar, «The role of vitamin D deficiency on COVID-19: a systematic review and meta-analysis of observational studies», *Epidemiol Health*, 43 (23 de septiembre de 2021), p. e2021074, <https://pubmed.ncbi.nlm.nih.gov/34607398/>.

59. P. G. Lindqvist, *et al.*, «Avoidance of sun exposure as a risk factor for major causes of death: a competing risk analysis of the Melanoma in Southern Sweden cohort», *J Intern Med*, 280, n.º 4 (1 de octubre de 2016), pp. 375-387, <https://pubmed.ncbi.nlm.nih.gov/26992108/>.

60. Y. Serin y N. Acar Tek, «Effect of Circadian Rhythm on Metabolic Processes and the Regulation of Energy Balance», *Ann Nutr Metab*, 74, n.º 4 (28 de mayo de 2019), pp. 322-330, <https://dx.doi.org/10.1159/000500071>.

61. J. P. Chaput, *et al.*, «The role of insufficient sleep and circadian misalignment in obesity», *Nat Rev Endocrinol*, 19 (4 de octubre de 2022), pp. 82-97, <https://www.nature.com/articles/s41574-022-00747-7>.

62. J. Yoshida, *et al.*, «Association of night eating habits with metabolic syndrome and its components: A longitudinal study», *BMC Public Health*, 18, n.º 1 (11 de diciembre de 2018), pp. 1-12, <https://bmcpublichealth.biomedcentral.com/articles/10.1186/s12889-018-6262-3>.

«Para viajar lejos no hay mejor nave que un libro».

EMILY DICKINSON

Gracias por tu lectura de este libro.

En **penguinlibros.club** encontrarás las mejores
recomendaciones de lectura.

Únete a nuestra comunidad y viaja con nosotros.

penguinlibros.club

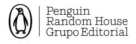